医療安全学習にそのまま使える

これだけは知っておきたい

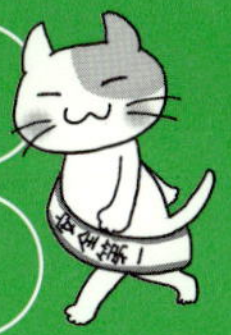

ねころんで読める

WHO患者安全カリキュラムガイド

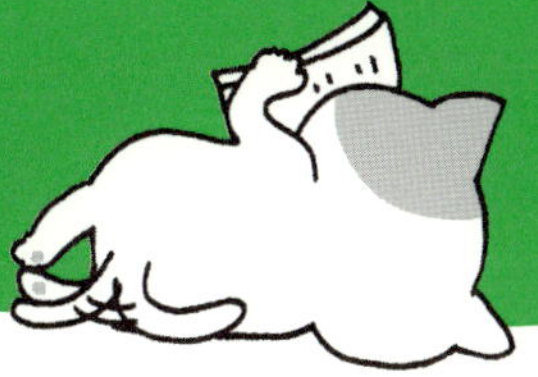

2
医療安全BOOKS

日本医療マネジメント学会 監修

公益財団法人 日本心臓血圧研究振興会
附属 榊原記念病院　副院長

相馬孝博 著

MC メディカ出版

本書で紹介しているWHO患者安全カリキュラムガイドを公開している
ウェブページは以下の通りです。

●WHO Patient Safety Curriculum Guide－Multi-professional Edition
http://whqlibdoc.who.int/publications/2011/9789241501958_eng.pdf

●WHO患者安全カリキュラムガイド　多職種版
http://www.tokyo-med.ac.jp/mededu/news/detail2.html

日本語版検索ワード：
WHO　東京医科大学　カリキュラムガイド

はじめに　WHOのココロ

『WHO患者安全カリキュラムガイド　多職種版』（以下、WHOカリキュラムガイド）のオリジナル（英語）は、誰でも無料でWHOのウェブサイトからダウンロードが可能です。日本語訳も同様に、東京医科大学医学教育学講座のウェブサイトからPDF版のダウンロードができるようになっています。268ページという分量なので、簡単には読み通せないかもしれません。この『ねころんで読めるWHO患者安全カリキュラムガイド』は、忙しい臨床現場の人たちに、ダイジェスト版としてお届けするものです。

これまでの医療系の教科書は、何らかの知識を伝達することがほとんどでした。しかし、この患者安全カリキュラムガイドは、その内容を覚えれば患者安全が完璧になる、というものではありません。通読してみればわかることですが、そう新しい知識が書いてあるわけでもなく、「こうしたほうが良い」という対策も、何かとお作法じみたことが多いことに気づきます。患者安全を学ぶには、これまでとは違った文化的アプローチが必要なのですが、これは日本だけではなく、世界中の医療職に共通した課題なのです。

本書から、世界に向けて発信された「WHOのココロ」をどうか読み取ってください。最重要ポイントは、人間は間違いから逃れられない、組織人として行動しよう、という2つに絞られるのではないでしょうか。

「過つは人の常、許したもうは神の業」という有名な言葉がありますが、どんな人間でも間違いから逃れられません。しかも人間は失敗を繰り返して成長するのです。ただし医療は患者が相手になりますから、1人の間違いが簡単に患者に害を及ぼす可能性があります。個人として間違いを防ぐ努力は必要であり、その具体的方法もWHOカリキュラムガイドに書かれています。組織として間違いを防ぐ努力はシステムアプローチと呼ばれ、間違いが起こっても耐えられるようなシステム作りが大切なのです。

さて、チームの力で間違いを防ぐことができますが、その一方で、お互いのコミュニケーションがとれていなければ、新たな間違いが起こります。医療従事者は専門技術職の集団ですが、自分の専門技術だけができていれば良いというものではありません。医療職がチームを作る場合に、お互いに他のメンバーへの敬意がなければ、リーダーシップも発揮できません。人間は言語化されたものしか伝えることができないので、情報をいかに発信し、いかに受信するかは、専門技術以外の技能（ノン・テクニカル・スキル）を磨く必要があります。組織のなかで活動するときには、自分がその一員であることを自覚し、他のメンバーとの関係性のなかで、どのように行動すべきかを考えなければなりません。

もう１つ WHO のココロを読むヒントがあります。この WHO カリキュラムガイドでは「指示を出すときは人の顔を見よう」「人は名前で呼ぼう」など、具体的な提案がなされています。こんなことまで……と思うと、あまり真剣になれないかもしれません。こういう事柄を見るときには、少々性格が悪いですが、「裏読み」することをお勧めしたいのです。たとえば小さい頃に習った聖徳太子の十七条の憲法です。「和（やわらぎ）をもって尊しとなす」は、よくご存じでしょう。何のためにこの言葉が出てきたのでしょうか。あの時代は権力をめぐって、親兄弟で壮絶な殺し合いをしていたのです。もし本当に和があったら、この言葉は不要だったに違いありません。「顔を見て指示を出す」「人を名前で呼ぶ」は、世界中の医療分野で「逆」の状態であることを示しているのです。

宇宙飛行士から患者安全研究に入った Begian 氏はいみじくも、患者安全は終わりのない旅、と言っていました。世界標準の良い医療を目指しましょう。そのためには「人間は間違いから逃れられない」ことを意識し、「組織人として行動する」ことが大事です。

WHO カリキュラムガイドは、医療系学生やすべてのスタッフに向けて書かれていますが、まず病院幹部など、指導的立場の人に読んでいただきたい教科書なのです。

2013 年 5 月

公益財団法人 日本心臓血圧研究振興会附属 榊原記念病院 副院長
相馬 孝博

監修の言葉　世界標準の「医療安全の核＝当たり前のこと」を学ぶ

WHO（世界保健機関）が2011年に発表した『WHO Patient Safety Curriculum Guide－Multi-professional Edition』（日本語版『WHO患者安全カリキュラムガイド　多職種版』東京医科大学医学教育学・医療安全管理学、2012年）では、医療従事者への患者安全（医療安全）の教え方と、医療従事者が学ぶべき11項目のTopicが提示されました。WHO事務局長マーガレット・チャン氏は、その前書きにおいて、過去20年間でヘルスケアは非常に発展してきたが、現代は最新の臨床診断法やハイテク機器に遅れずについていくことよりも、複雑で変化の早い環境において、患者により安全なケアを提供することが大きな課題だと述べています。

我が国でも医療安全教育を推進し、病院には医療安全管理者が配置されています。しかし医療安全の基本は「できていて当たり前」でありながら、「当たり前のことを当たり前にする」ことほど難しいものもなく、「ミスをしたらどうしよう」「どれだけ気を付けてもキリがない」「研修や注意喚起をしても効果が出ない」という不安や不達成感に襲われることがあるのも事実でしょう。

WHOが提示した11項目のTopicは、安全に医療提供するために「全職種が最低限、知っておくこと」つまり、医療従事者の「安全の核」を明示したもので、医療安全教育において画期的な指針と言えます。

本書では、この11項目のTopicを、『WHO患者安全カリキュラムガイド　多職種版』の日本語版翻訳者である相馬孝博先生が、身近な例を挙げてわかりやすく解説しています。医療現場で働く全職種と、これから医療を志す学生の皆さんが、「安全に医療提供するために当たり前のこと」を学ぶための教材として本書を活用し、基本姿勢と知識を習得することで、不安や不達成感から解放され、自信をもって安全でより良い医療を提供できることを願ってやみません。

2013年5月

日本医療マネジメント学会　医療安全委員会 委員長

坂本 すが

医療安全学習にそのまま使える/これだけは知っておきたい

ねころんで読める

WHO患者安全カリキュラムガイド

◆監修　日本医療マネジメント学会

◆著者　公益財団法人 日本心臓血圧研究振興会 附属 榊原記念病院 副院長　相馬 孝博

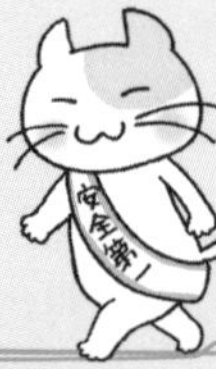

Contents

Topicタイトル下に、「WHO患者安全カリキュラムガイド多職種版」原典と日本語版のタイトルを示しています。

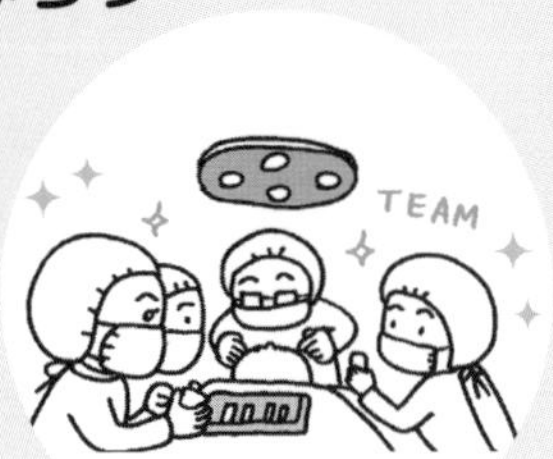

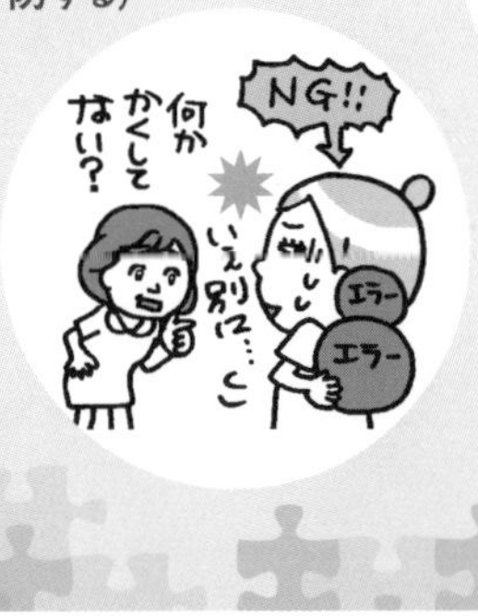

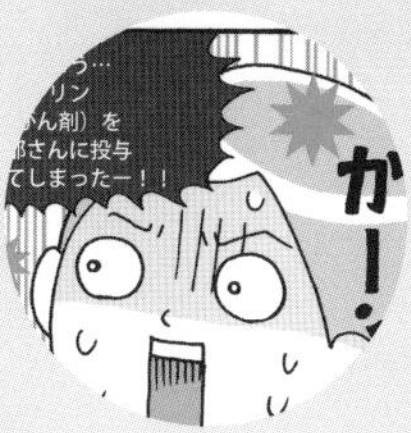
リン
ん剤）を
さんに投与
てしまったー！！
がー！

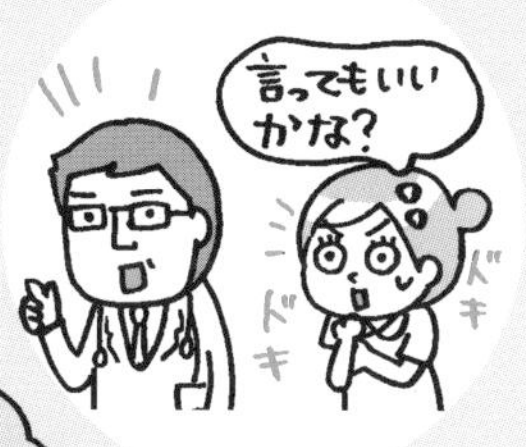
言ってもいいかな？
ドキ
ドキ

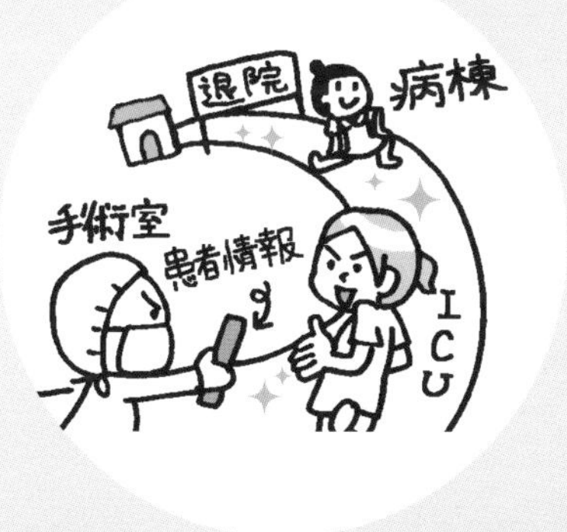
退院
病棟
手術室
患者情報
ICU

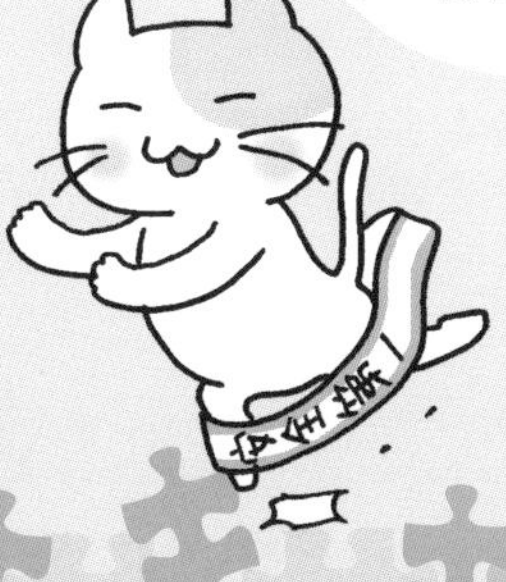

Topic1 What is patient safety?

(患者安全とは)

患者安全の本質を知ろう

『WHO 患者安全カリキュラムガイド　多職種版』（以下、WHO カリキュラムガイド）では、すべて実際にあった事例が紹介されていますが、特に本Topic のカロリンの事例は、家族の許可をもらって実名で掲載されています。３人目の子どもを問題なく出産してから、カロリンは 25 日目に MRSA 髄膜炎で亡くなってしまうのですが、４つの病院の多くの医療従事者が関わったこの悲しい実話は一読をお勧めします。

さて、ねころんで読める本書は、仮想事例から出発しましょう。まず、次のマンガを読んでみてください。

仮想事例

あなたは、グローブ総合病院の混合病棟に勤務する看護師（研修医）です。今日は2012年10月24日７時30分、今あなたは夜勤（当直）が終わろうとしています。夜中はかなり忙しかったので、あなたの睡眠時間はわずかでした。自分の受け持ち患者の井部さんに、消化薬のスッキリン（粉薬または10mL注射薬）を準備しているとき、他科の阿部さんが急に心停止になり、ステーションにいた人たちはあなたを残して、全員そちらに行ってしまいました。人手が足りなくなり、隣の部屋の宇部さんに抗がん剤のドッキリン（粉薬または10mL注射薬）を投与するように頼まれました。井部さんからコールがありましたが、コールの内容を聞かずに「今すぐ行きますからね」と返事をしました。ステーションを出ようとしたとき、江部さんに電話がかかってきたのでそれを取り次ぎ、部屋に行く途中、せん妄気味になっていた織部さんがトイレで立てなくなっていたのを助けました。せっかちな井部さんは、配薬が遅いとすぐ怒るので、急いで部屋に行って投薬したのですが、それは「ドッキリン」のほうでした……。

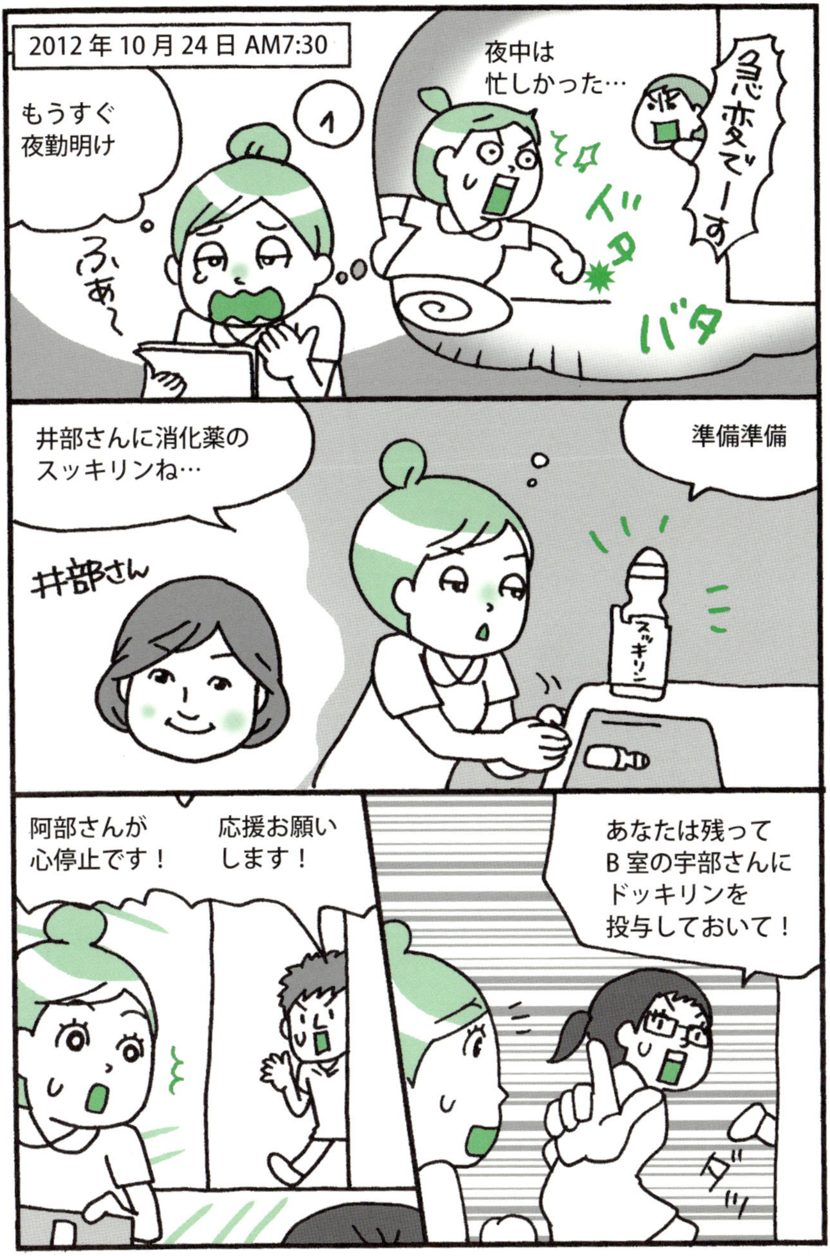
2012年10月24日 AM7:30
もうすぐ夜勤明け
ふあ〜
夜中は忙しかった…
急変でーす
イタ
バタ
井部さんに消化薬のスッキリンね…
準備準備
井部さん
スッキリン
阿部さんが心停止です！
応援お願いします！
あなたは残ってB室の宇部さんにドッキリンを投与しておいて！
ダッ

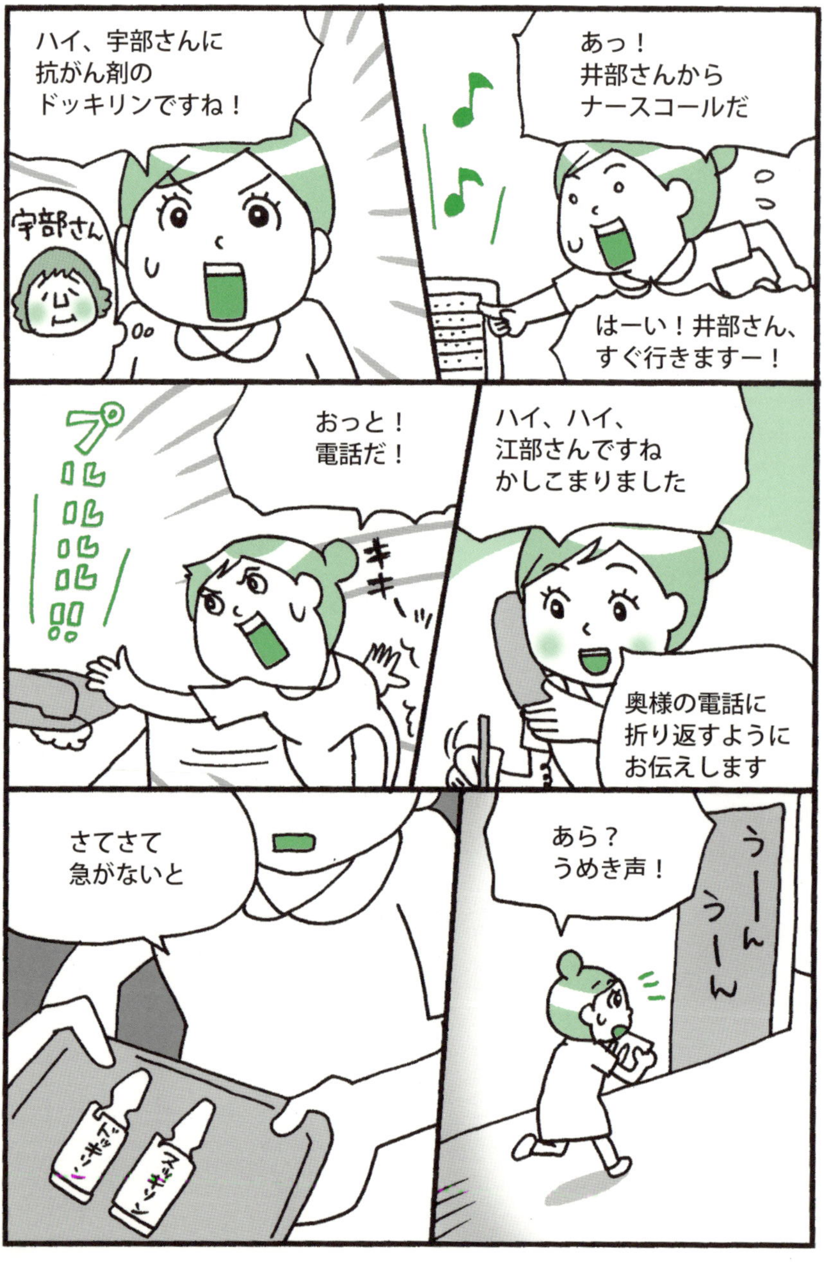
ハイ、宇部さんに
抗がん剤の
ドッキリンですね！
宇部さん
あっ！
井部さんから
ナースコールだ
はーい！井部さん、
すぐ行きますー！
おっと！
電話だ！
プルルル!!
キキーッ
ハイ、ハイ、
江部さんですね
かしこまりました
奥様の電話に
折り返すように
お伝えします
さてさて
急がないと
あら？
うめき声！
うーん
うーん

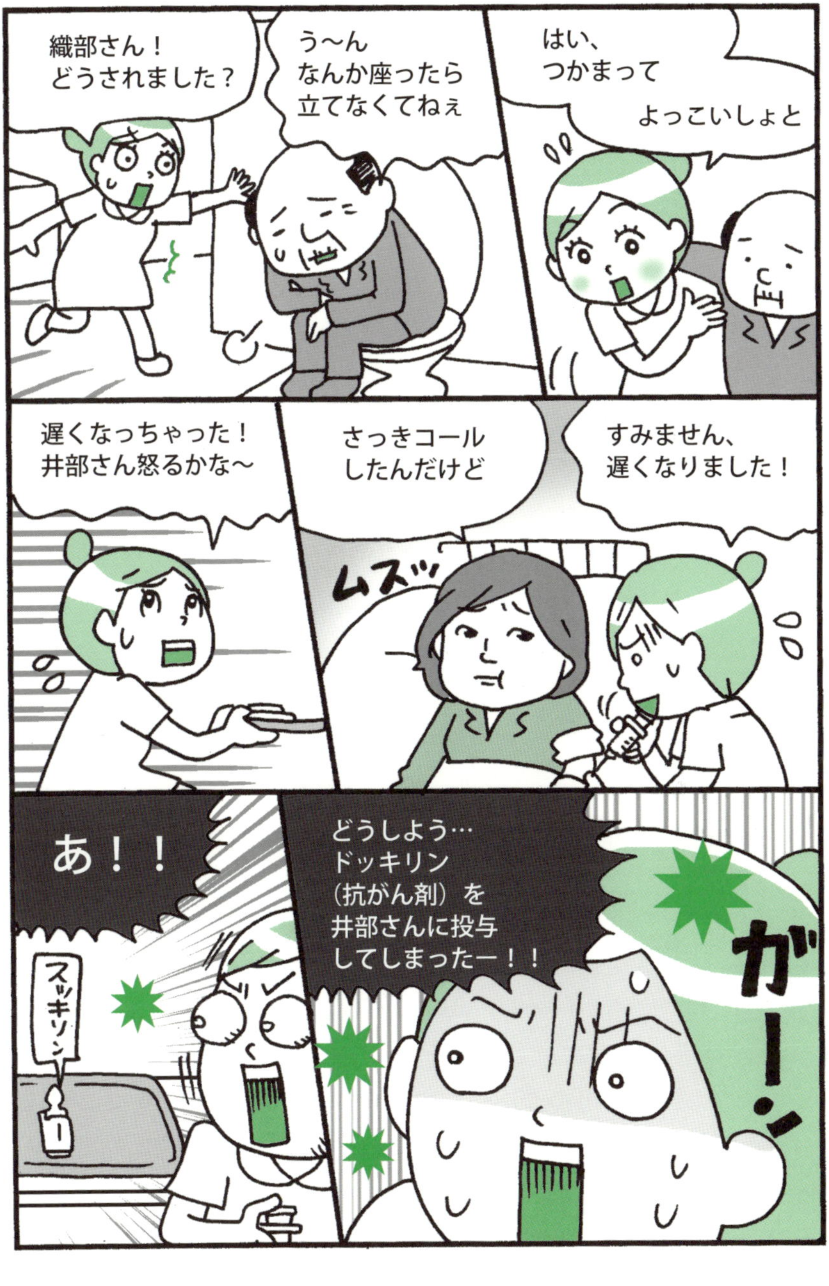
織部さん！
どうされました？
う〜ん
なんか座ったら
立てなくてねぇ
はい、
つかまって
よっこいしょと
遅くなっちゃった！
井部さん怒るかな〜
さっきコール
したんだけど
すみません、
遅くなりました！
ムスッ
あ！！
スッキリン
どうしよう…
ドッキリン
（抗がん剤）を
井部さんに投与
してしまったー！！
ガーン

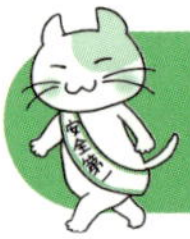

罰することで事故はコントロールできない

医療従事者側にエラーがあったかどうかに関わらず、患者さんにとって有害なことが発生することはよくあります。これは「患者有害事象」と呼ばれ、世界中の医療施設で起こっています。これには、防ぎようのないもの（例：一定の確率で発生する薬剤の副作用）もありますし、防ぐことができるもの（例：違う場所にメスを入れてしまう）まで、さまざまな種類があります。そして原因を考えるとき、医療従事者が故意に引き起こしたものはほとんどなく、医療システムが複雑なために起こってくることがわかってきました。

エラーは医療に限らず、どの分野のシステムでも起こっています。そしてエラーを起こした人を非難する文化は、日本だけではなく世界中で認められています。これまでのエラーに関する研究で、「人間の行動は自分ではコントロールできない要因に束縛されていること」と「人間は考えた通りに行動することは困難なこと」が明らかにされています。そして以前から指摘されていることですが、WHOも「罰することで事故はコントロールできない」ことを繰り返し主張しています。

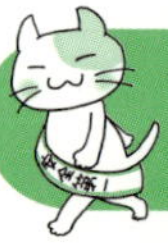

似てる！　チーズの穴とエラーの穴

システムのエラーを説明するのに、スイスチーズモデルという有名な図があります（図1）。スイスチーズは、発酵する細菌の働きによってチーズ本体に大小の穴ができる、香りの高いチーズです。このチーズを壁に見立てて、いくつか並べてみます。この穴は状況によって大きくなったり小さくなったりします。チーズの壁のいちばん外側で、爆発のようなこと（危険状態の発生）が起こったとしますと、その光や風は穴を通りますが、穴が重なっていない限り先に進めません。このチーズの壁に当たるものが個人・チーム・環境・業務手順などであり、普通は何重にも重なっています。

こうしたシステムのなかでは、たった1つの原因がエラーを引き起こすわけではありません。チーズの穴は大きくなったり小さくなったりしながら、絶えず変化しています。この穴をくぐり抜けてしまうエラーには、必ず複数の原因があるのです。

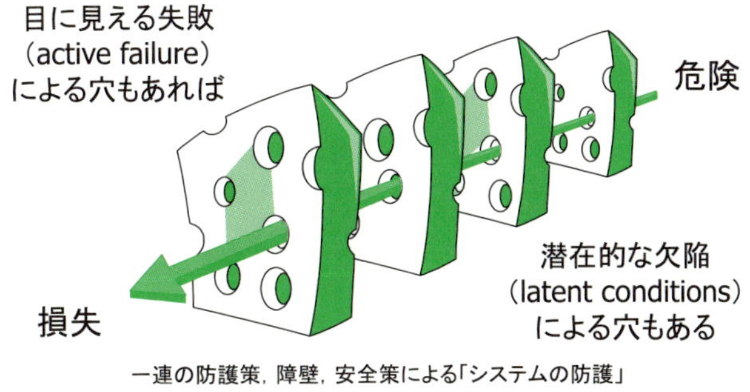

図1　事故原因に関するJ. リーズンの「スイスチーズ」モデル

WHO 患者安全カリキュラムガイド 多職種版．大滝純司．相馬孝博監．東京医科大学医学教育学・医療安全管理学．2012．126．トピック3 スライド14.

この仮想事例はどこが問題？

個人要因では、疲労や多忙による作業の中断が「忘れ」を導くでしょう。チーム要因として、スタッフ全員が応援に行くことは良かったのでしょうか。環境要因として、似た名前の患者さんが入院していました。業務手順では「1人の患者さんごとに薬剤を用意する」ことになっていても、2人分の薬剤を同時に運ぶ違反もありました。患者さんの態度がプレッシャーとなってしまう状況もあります。伏線となっている背景に、似たような名前の薬剤が採用されていたことは、薬事委員会の問題にもなるでしょう。

本項では、違反についての解説があります。一般的に「違反」とは（安全な）手順や規則から外れた行為を指します。システムの観点から違反は3種類に分けられますが、重なる部分もあります。

1）日常的な違反

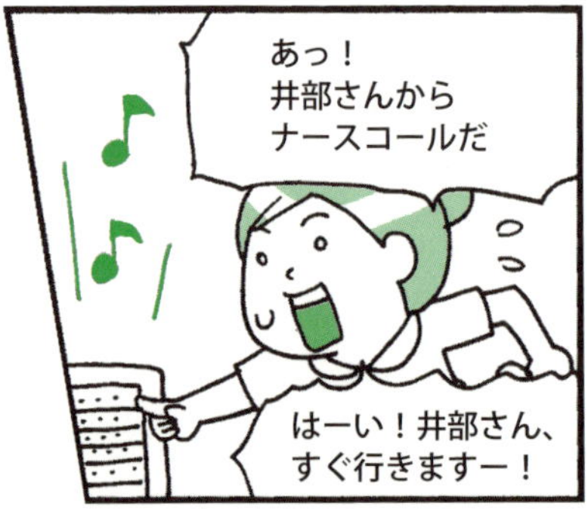

忙しくて時間のないことなどを理由にして、多くの人がわかっているのに行っている違反です。仮想事例では、井部さんからのコールに対して、薬剤の催促であると思い込んで「コール内容を聞かずに」返事だけをしてしまいました。

違反例として、以下のような事柄が起こりがちです。

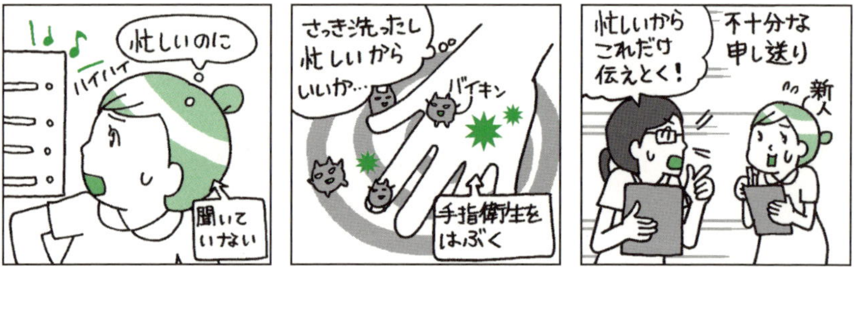

2）業務効率を高めるための違反

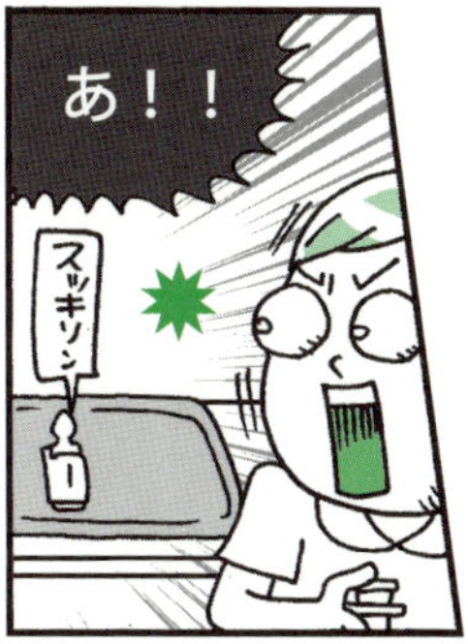

忙しくて時間のないことなどを理由にして、自分勝手に手順ややり方を変えてしまう違反です。仮想事例では、「１人の患者さんに１トレイで薬剤を準備する」手順を、「２人分を１トレイに入れてしまって運んだこと」がそれに当たります。

違反例として、以下のような事柄が起こりがちです。

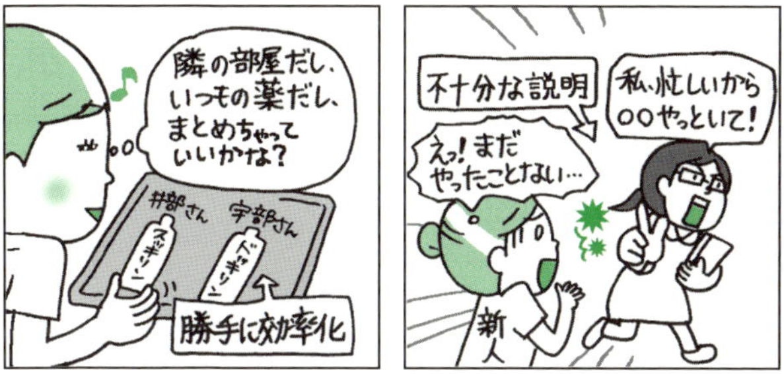

3）必要に迫られての違反

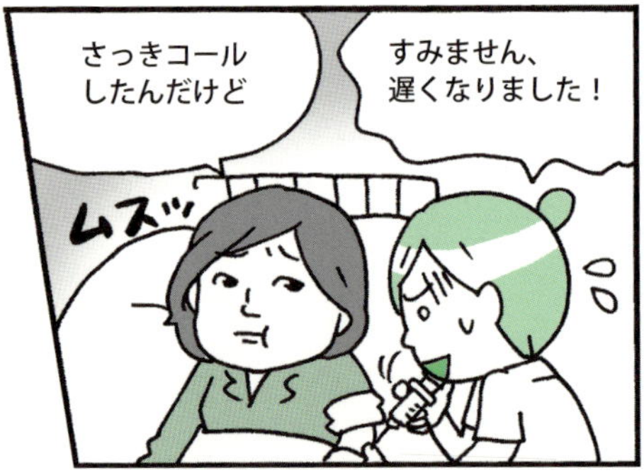

時間に追われたりしてリスクを承知していても、故意にある段階をはぶいてしまったりする違反です。仮想事例では、時間通りに配薬されないとすぐ怒る井部さんに対して、訪室が遅れて投薬も遅れたために、本人と薬剤の確認をする手順をつい省略してしまいました。

日常的な違反と、業務効率を高めるための違反は、個人の特性によることが多く、必要に迫られての違反は組織の機能不全にあると言われています。

違反例として、以下のような事柄が起こりがちです。

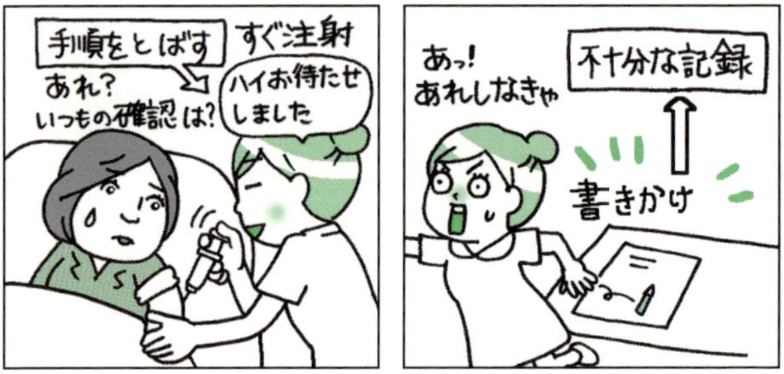

患者安全の定義

さて本項では、患者安全の定義を紹介しています。患者安全とは、科学的手法により医療システムの信頼性を確立する学問であり、患者有害事象の発生を抑え、発生した有害事象の影響を最小限にし、その回復を最大限にすることを目的としています。

患者安全の考え方をあらゆる医療活動に適用するために、医療系学生も含め、医療従事者が心すべきことが、いくつかあります。

医療安全のために心掛けること

・患者さんとの関係をしっかり作る
・エラーが発生しても誰も非難しないようにする
・根拠に基づいたケアを実践する
・患者さんの医療の連続性を維持する
・セルフケアの重要性を認識する
・日頃から倫理的な行動をとるように心掛ける

詳しくは後のTopicで述べますが、「患者さんとの関係」とは、医師を例にすると、何の専門医なのか、研修医なのか、学生なのかを患者さんにはっきりと理解させることを指します。

また、医療の現場で働くに当たっては、自分自身が良い健康状態でなければなりませんし、医療従事者は患者さんに害を与えるかもしれないことを常に忘れずに、倫理的な行動をとらなければならないのです。

Topic2

Why applying human factors is important for patient safety?

（患者安全におけるヒューマンファクターズの重要性）

人間工学を応用しよう

本項では、「ヒューマンファクター」という言葉を学びます。ヒューマン（human；人間の、人的）ファクター（factor；要因）とは、日本語では「人的要因」のことです。人間とそれ以外の機器や環境から構成されるシステムが、安全に正しく動くために必要な「人間側の要因」を言います。

人間の脳は非常にすぐれているのですが、さまざまな原因で「必ず」間違えます。これをヒューマンエラーと言います。どんなに教育や訓練を受けたとしてもヒューマンエラーを完全になくすことは不可能です。人間は機械ではないので、エラーという観点からみると、システムのなかで最も信頼性の低いものなのです。人間が起こすエラーと共存し、それをコントロールすることによって、被害を最小限にすることが最終目的です。

ヒューマンファクターにはいろいろなものがあり、その複数形の「ヒューマンファクターズ」は、別名「人間工学」とも呼ばれ、機器・装置・環境を人間の実践能力と合わせていくための学問を意味します。

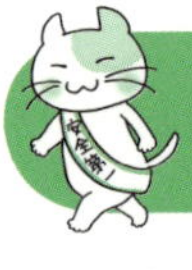

人間の脳はすごい能力をもっている!

脳とコンピューターを比較してみると、信号の伝達方式が全然違います。たとえば脳において、「誰々の顔」という意味情報は、視覚から取り込まれると、ひと塊として1つのメモリ番地に納まります。一方、コンピューターは、非常に高速に（この点では脳はかないませんが）「誰々の顔」という塊の情報をばらばらにして、一つひとつに番地の情報を付けて伝送します。脳は単純計算ではコンピューターに完敗ですが、複雑情報の処理では非常に効率が高いのです。

そのように記憶された内容を利用する場合も同様です。顔の判別を例に取ると、駅で何百人何千人の人とすれ違うような場面で、私たちは知らない顔の集団のなかから、瞬時に知っている顔を見分けて、「あ、誰々さんだ」とわかります。コンピューターも進歩してきましたが、基本的にはすべての視覚情報をスキャニングして、そこから顔という基準を満たす画像を選び、さらに一つひとつの細かい部分を記憶データと比較していく作業を行わなければなりません。

音声情報においても、私たちは多くの雑音のなかから特定の声などを選別することができますが、コンピューターはそういうことが苦手です。有名な例として、「カクテルパーティ効果」というものがあります。大勢の人が会話をしていて騒がしい場所にいても、遠くで自分の名前がちょっと出ていたりすると、それをただちに聞き分けることができる能力です。言い換えれば、情報処理の点で、見たいものしか見えない、聞きたいものしか聞こえないという、ちょっと自分勝手な特性なのです。

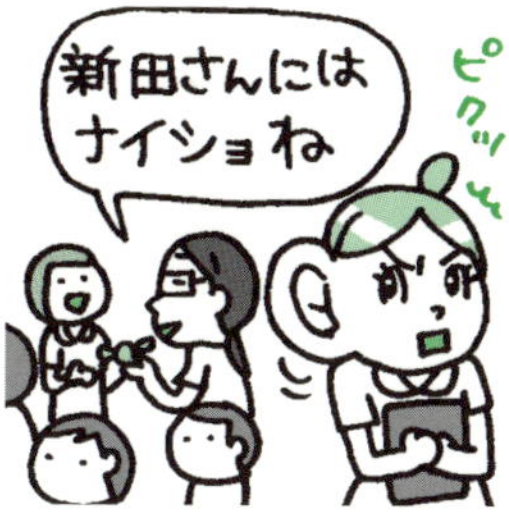

人間の脳のすごさをまとめると、「情報の選別と理解に非常に速い処理能力をもつ」「杓子定規でない柔軟さがある」「近道（早く済ませる方法）を探すのが得意である」などとなります。逆に不得意なこととしては、いっぺんに2つ以上のことをすることは難しく、情報を塊のまま処理するために、錯視などの現象を起こします。図2の横線はすべて平行でしょうか。白黒の四角の影響を受けて線がゆがんで見えてしまいませんか。

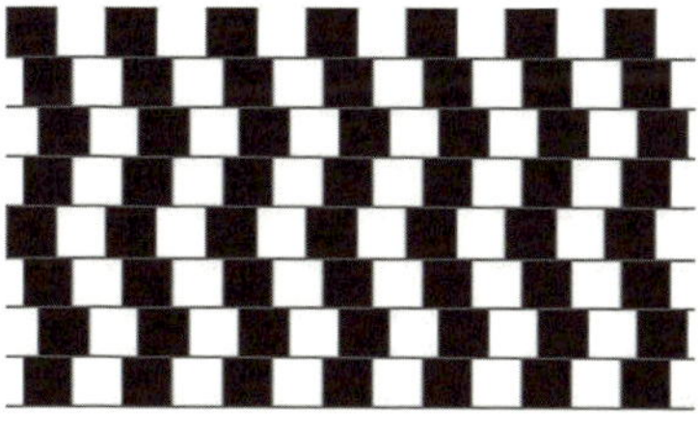

Optillusions.com

図 2　線は曲がっていますか？ それとも直線ですか？

WHO 患者安全カリキュラムガイド 多職種版．大滝純司．相馬孝博監．
東京医科大学医学教育学・医療安全管理学．2012．トピック 2 スライド 19．

ほかにもミュラー・リヤー錯視など有名な例があります。上と下とどちらの線が長いでしょうか。そんなの（錯覚することを）もう知っていますよ、という答えが返ってきそうですね。本当に同じ長さですか？

>————————<

<————————>

……実は、本当に上の線のほうが長かったりして。

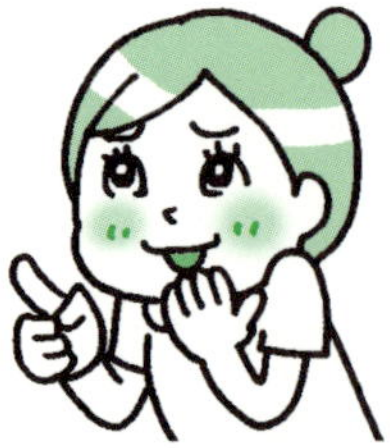

脳がエラーを引き起こすとき

前述したように、人間の脳は、いっぺんに２つ以上のことを行ったり、錯覚したりするほかに心身の影響も受けます。つまり、コンピューターは電源さえつながっていて適正な環境下であれば間違いなく作動しますが、人間の脳は全身疲労や空腹、ストレスの影響を受けてしまいます。

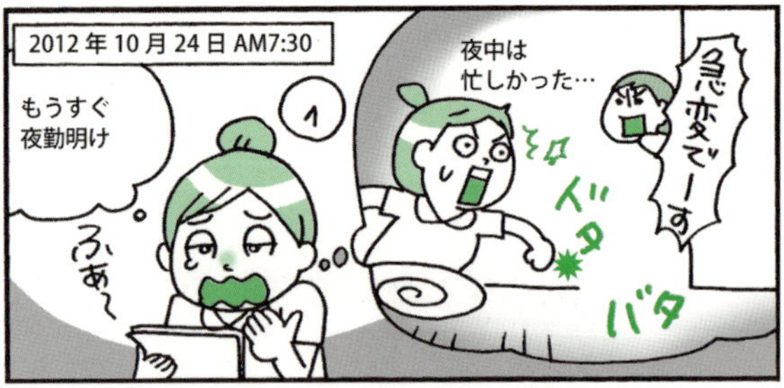

また、ある業務を行う場合、初心者は理解や経験不足だったり不慣れだったりするとエラーを起こしやすく、ベテランでも時間不足でエラーを引き起こします。さらに初心者でもベテランでも、誰もが体験したことのない状況下ではエラーを起こしてしまいます。

エラーとは、個人的・環境的・社会的要因が複合した状況下で発生するものなのです。

エラーは３つに分けられる！

多くの学者が検討して、分類について提案しており、研究者以外には細かな分類はあまり意味がないように思いますが、特別な用語は知っておいたほうが良いかもしれません。最終的には間違えてしまってエラーとなるのですが、エラーは以下の３種類に分けられます。

１．計画時から失敗した（ミステイク）

２．計画は正しかったが実行時に失敗した（スリップ）

３．実行の途中で計画を忘れてしまって失敗した（ラプス）

Topic １の仮想事例でエラーを探してみますと、ミステイクは起こっていません。しかし井部さんがすでに退院してしまったとして、該当患者がもういないのに薬剤を準備してしまったとすると、それは先入観から起こったミステイクの例となります。

井部さんにうっかり違う薬剤を渡してしまったことは、（似た名前の人、あるいは似た名前の薬剤の）混同によるスリップの典型例です。いろいろな人の対応をしたために作業が中断され、薬剤を渡し忘れてナースステーションに戻ってきたとすれば、それはラプスとなります。

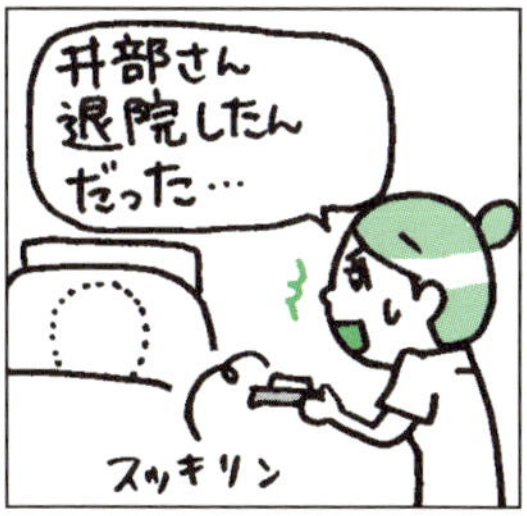

ミステイク

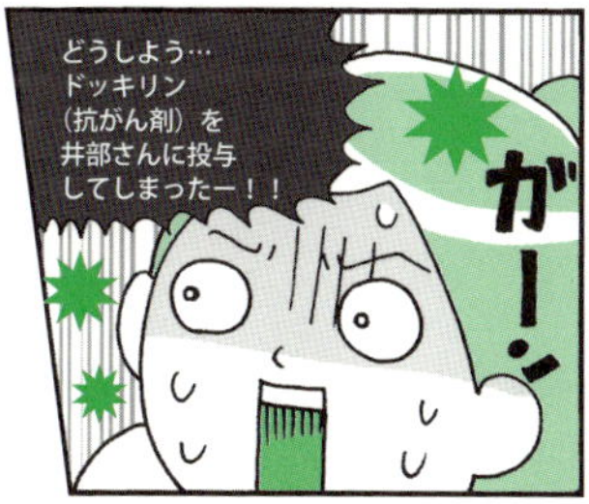

スリップ

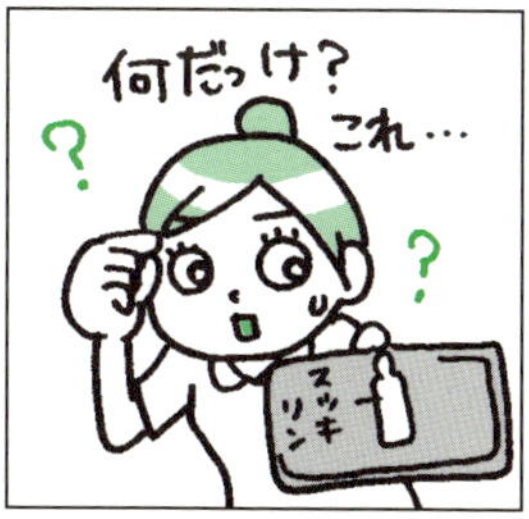

ラプス

ヒューマンファクターとスイッチのオン・オフ

人間工学では、ここまで述べた脳の特性に加えて、人間の自然な行動パターンと環境との関係を考えています。

スイッチのオンとオフについて考えてみましょう。オンとオフを上下で切り換える場合、どちらがオンになるのが普通でしょうか？　また、何もない状態ではオフであり、必要時にオンにするものが多いはずです。つまり特別な状態がオンとなります。上下で切り換える場合は、トグル型スイッチの場合は下向きを（重力の方向と一致させて）オフにすることが一般的です。なお水道のレバー型水栓も、昔は上げ止めと下げ止めの２パターンがありましたが、災害時に物が落ちてきたときに上げ止めだと水が出っぱなしになってしまいます。世界的には下げ止めが普通であったため、日本でも2000年度末に下げ止めで統一されました（JIS B2061）。

間違いに耐え得る設計をエラープルーフ（proof；耐える）と言います。つまり、重要なもの・わざわざ必要なものは、上のほうに（努力が必要）、いつも使わない状態のものは、下のほうに（努力が無くても重力で）という考え方です。

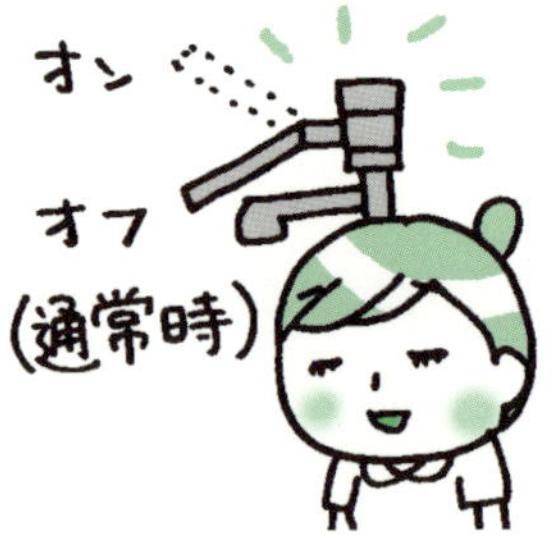

信号機の色の順番は？

赤・黄・青は、縦の場合と横の場合、どのような配列になっているか、気にしてみたことはありますか？ 「重要な情報表示は目立つ上方に」という原則がユニバーサルであると考えれば、赤が上にくることは自然です。特に遠くから見た場合、前方にバスが走っていたりすると、下の部分の色が見えなくなることに対する配慮もあります。横にした場合は赤がいちばん右にきますが、右側をより重要と位置づけているのです。なお、街路樹などから隠れにくくするため、いちばん遠い位置を赤にするというもっともらしい説明もありますが、信号機がいつも左側に立てられるわけではありません。

医療のヒューマンファクター問題はどこにある?

例として、2つの点眼薬を見てみましょう（図3）。製品として欠陥があるわけではないのに、紛らわしい悪い例として世界中に知れ渡ってしまって、少々気の毒です。この薬剤のパッケージは、会社名が最上部の帯のなかに入り、上

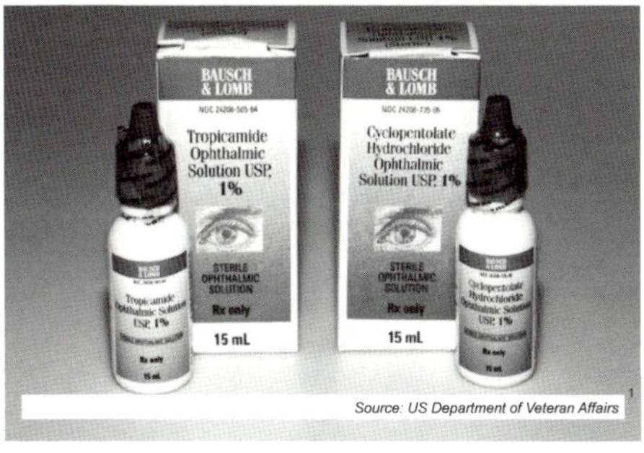

図３　回避可能な混乱はいたる所に存在する……

WHO 患者安全カリキュラムガイド 多職種版．大滝純司．相馬孝博監．東京医科大学医学教育学・医療安全管理学．2012．トピック２ スライド12.

部に薬剤名、中央は目薬であることを示す目のイラスト、下部には内容量が示され、上から下にグラデーションがかけられ、非常に美しいデザインです。たぶんほかの点眼薬も同様のデザインのはずなので、この会社の点眼薬のラインナップは、並べると統一感があって大変きれいに見えると思います。

しかし、使用者側の立場に立つとどうでしょうか。ほしい薬剤を瞬時に手に取りたいときに、すぐに選べるでしょうか。このデザインだと、薬剤の名前をしっかりと見なくてはならず、紛らわしいこと、イラつくこと、この上ありませんね。ほかの点眼薬との識別性に欠け、デザイン性を追究しすぎた失敗でした。

識別性に関して言えば、たとえば注射薬アンプルをいくつか手に取ってみてください。会社名ばかりが大きく印刷され、肝心の薬剤の名前が小さくて、見えにくいものが多々あります。会社名をとにかく大きく、というのは「医療安全がないがしろ」にされていると思いませんか？　色はどうでしょうか。赤と緑などの組み合わせは目立つでしょう。赤と緑などの組み合わせは目立つでしょう。しかし、薬剤はその１本だけではありません。薬品棚の中身を全体として、遠くから見るとどのように見えるでしょうか？　セーターなどで非常に多くの色の糸を編み込んである衣類を見たことがありませんか？　遠くから見るとかえって単色のように見えて、全然目立ちませんね。これを補色効果と言います。医療従事者の働く環境は、医療従事者に優しいとは決して言えないのです。

不慣れや理解不足もミステイクの原因

計画段階の失敗である「ミステイク」は、知識や経験がない初心者の失敗と、知識と経験はあるものの、固定観念に陥って状況に即した方法を導けないベテランの失敗があり、まったく初めての状態に直面した場合には初心者もベテランもどちらもエラーを引き起こします。

私が米国のリスクマネジャー研修を受けた際の出来事です。参加者全員がショートスピーチで自己紹介をした後、輸液ポンプの危険性についての講義が始まりました。そこで、「誰かドクターの方、前に来てください」と声がかかりました。ほかにも米国人医師がいたのですが、周囲から「ドクター、ドクター」とせかされてしまい、私がしぶしぶ前に行きました。

「この機械はもちろん知っていますね」「はい、輸液ポンプです」「では時間50mLでセットしてください」と、いきなり点滴バッグとルートを渡されました。初めての機械なので、設定どころかドアさえ開けられません。右往左往しているうちにいちばん前の看護師が、さっとポンプのドアを開けてセットしてくれました。しかし今度はどれがリセットボタンかわかりません。そのうちに「は〜い、どんなにベテランの医師であっても知らない機械は動かせませんね。病院でいろいろなタイプのポンプをもっていると、ほかの病棟に応援に行ったときに、使い方を知らない人は戦力にならないどころか、危険な足手まといになってしまうのです。では、お席にどうぞ、お疲れさまでした」――棒立ち

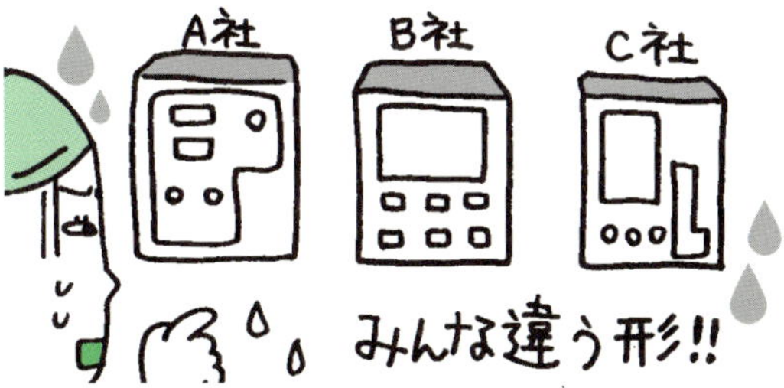

の数分間の後、どうしたらミステイクが起こるかという例にされて、拍手に送られ自席に戻りました。

現場でのヒューマンファクター適用ポイント

- ヒューマンファクターの思考法を自身の業務環境に適用する
- 記憶に頼らない
- 情報を視覚化する
- プロセスを再検討して単純化する
- 共通するプロセスおよび手順を標準化する
- チェックリストを日常的に使用する
- 警戒心を過信しない

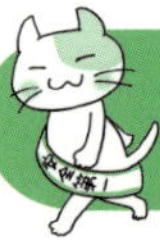

「マーフィーの法則」もヒューマンファクター？

不運を強調する「マーフィーの法則」が流行したことがあります。「間違える可能性のあるものは、いずれ間違える」という種類の経験則で、米国空軍が発祥と言われています。エビデンスが集積されているわけではなく、「レジに並んだとき、必ず隣の列が早く進む」などは都市伝説に近い、ちょっとした不運の例です。

しかし、「作業の手順が複数あって、そのうち破局に至るものがあるなら、誰かがそれを実行してしまう」というのは、ヒューマンファクターの本質を突いていると思えませんか。

Understanding systems and the effect of complexity on patient care

Topic3

（システムとその複雑さが患者管理にもたらす影響を理解する）

良いシステムを活用しよう

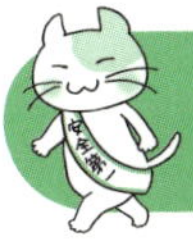

「システム」って何?!

「システム（system）」という言葉は、ギリシア語の「結合する」という語に語源をもち、個々の要素が有機的に組み合わさって、全体として一定の機能を果たしているものを意味します。日本語では通常、「体系」「仕組み」「組織」などの訳語が当てられます。

1個の細胞はシステムを成していますし、1人の人間もシステムです。会社や病院などの組織もシステムであり、広く医療制度や国もシステムとして働いています。システムはその大きさに関係なく、システムの内部でも、内部と外部の間でも、物や情報の交換が絶えず行われています。

人間が集まって、何らかの活動を行うシステムには、学校のクラブ活動や、営利追求の企業などさまざまあります。ほぼ同じ年代の人間が何かのスポーツを行う場合、運動能力に多少の差こそあれ、そのシステムの目標は、大会での優勝など割合単純です。営利活動をしている会社では、製造販売にせよ、通信サービスにせよ、新人からベテランまで幅広い年代を集め、管理される人と管理する人がいて、利益を上げる活動を行いながらシステムを継続させていきます。どの領域に特化していくか、組織の再構築が必要かどうかなどは、経営者が判断し、システムの命令系統は通常1つです。

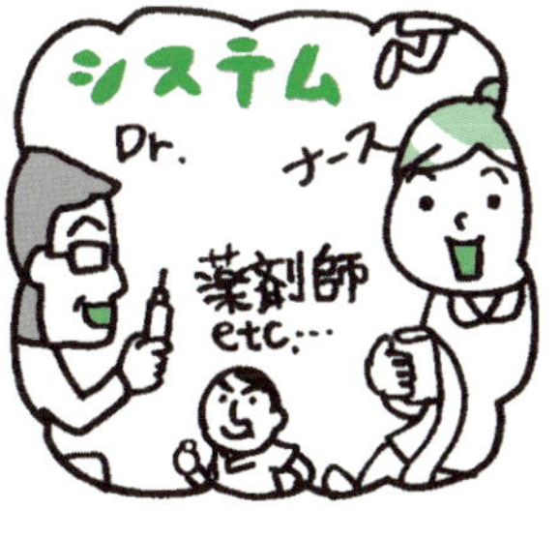

一方、医療というシステムのなかで私たちは働いていますが、このシステムはそう単純ではありません。まず医療の対象である人間は、いつかは

みんな死にますが、死ぬ時期はばらばらで、その間に病気になる人もならない人もいます。また、同じ感染症であれば一律に同じ薬剤が処方されることもありますが、患者さんは一人ひとり違う背景をもっているので、医療もそれに合わせて、カスタマイズされたものとなります。

そして、システムのなかで働く医療従事者もさまざまです。つまり医療専門職と、非専門職の人がいて、専門職には医師・看護師・薬剤師など、細分化された職種が存在します。小さな個人病院であれば、病院長は会社の社長のように振る舞えるかもしれません。しかし数百床以上の病院クラスですと、看護職の人事は看護部が独自に決めることが多いですし、診療科の部長ポジションなどは、ある決まった大学病院から人材が派遣されていることがあり、経営トップといえども病院長に全ての人事権があるとは言えません。

複数の専門職が協働する場合、たとえば看護師の報告命令系統はどうなっているのでしょうか？　その看護師の上司は、医療チームを率いる医師なのでしょうか、それとも看護師長や看護部長なのでしょうか？　現状では医師の診療に関わる部分と看護領域の部分を、なかば無意識的に切り分けながら仕事をしていると思います。

医療システムの特徴

・医療の業務（個別の診療と療養上の世話）の多様性
・医療従事者間の（医師やベテランを中心とする）依存関係
・患者さん・医療従事者だけではない、利害関係者の多さ
・（医療をお願いしなければならない）患者さんの立場の弱さ
・臨床現場の物理的配置の多様性（多くのものがごった返し）
・さまざまな取り決めや規則の多様性（決まりがあったりなかったり）
・新しい技術や機器の（とどまることがない）導入
・医療専門職のさらなる細分化

このように医療システムは、対象となる患者さんも、協働する仲間も非常に多様です。そして一人ひとりの医療従事者はシステムの要素であると同時に、ほかの要素であるハードウェア（コンピューターや医療機器）やソフトウェア（ルールや各種の取り決めなど）も使いこなしています。複雑なシステムでは、多数の要素が相互に作用しているため、システムが全体としてどのように動くかがわかりにくいのです。WHO カリキュラムガイドでは、複雑さを前ページ「医療システムの特徴」のようにまとめています。

この事故は誰のせい？

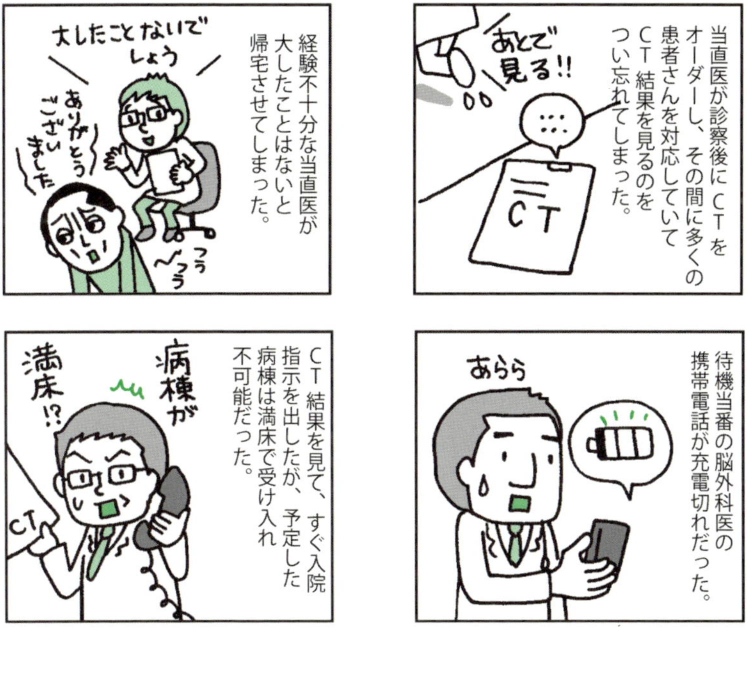
当直医が診察後にCTをオーダーし、その間に多くの患者さんを対応していてCT結果を見るのをつい忘れてしまった。
あとで見る!!
…
CT
経験不十分な当直医が大したことはないと帰宅させてしまった。
大したことないでしょう
ありがとうございました
フラフラ
待機当番の脳外科医の携帯電話が充電切れだった。
あらら
CT結果を見て、すぐ入院指示を出したが、予定した病棟は満床で受け入れ不可能だった。
病棟が
満床!?
CT

複雑な医療システムのなかでは、ちょっとした手違いや思い違いが重大なエラーを招くことになります。救急外来にめまいで受診した患者さんが、ただちに入院できなかったために治療が遅れたトラブルを考えてみましょう。

前ページのイラストで紹介したような場合は、それぞれ失敗した個人の気合いや根性が足りないことが原因なのでしょうか。

これまで私たちは、個人の問題を追及することが一般的でした。日本だけではなく世界中で同じように行われてきました。これを「パーソンアプローチ(Persons Approach)」と言います。しかし個人の失敗は、言わば氷山の一角なのです。関与した個人を単に非難し責めるだけでは、問題の解決にならないことがわかってきました。つまり医療の複雑さについての理解があれば、個人の問題もさることながら、組織構造や診療のプロセスなどのシステムに問題があることがわかります。視点を個人から組織に移して考える方法を「システムアプローチ(Systems Approach)」と言います。このアプローチによって、失敗を発生しやすくしている組織的な要因（プロセス管理の不備、チームワーク不足、財政的制約、環境要因など）の検討が可能となったのです。

J．リーズン（Reason, J.）は、システムアプローチにより事故原因を考える場合、その要因を、患者さん・医療従事者、業務、技術・ツール（道具)、チーム、環境、組織の６つに分類して説明しました。

1）患者さん・医療従事者要因

医療に関わる人間は、患者さんも医療従事者もシステムの一部なのです。そして各個人の特徴がシステムに影響を与えています。Topic 1の仮想事例で言えば、怒りっぽい患者さんの性格が、患者確認の手順の省略につながりました。

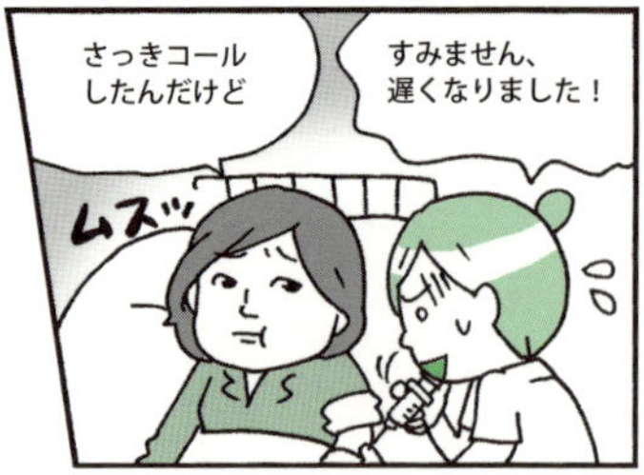

2）業務要因

医療従事者の業務ですが、作業の流れや時間的プレッシャー、作業負荷なども含まれます。Topic 1の仮想事例で言えば、担当患者以外の配薬が増えたことに加え、電話や動けなくなった患者さんの対処などの多重業務です。

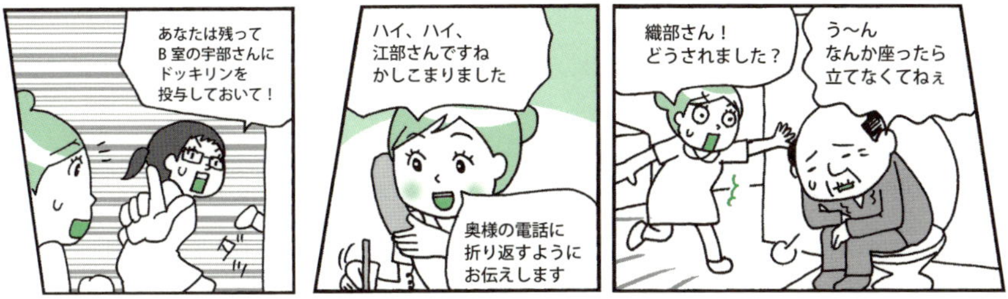

3）技術・ツール要因

組織内で用いられる技術の数・種類・利用しやすさや、ツールのデザイン（技術との統合も含む）・ユーザーの訓練などです。

4）チーム要因

多職種によるチームのなかでの役割分担やコミュニケーションです。

5）環境要因

医療従事者が業務を行う環境の特徴であり、照明・騒音・温度・物理的な空間（物の配置）などです。

6）組織要因

組織の構造的な特徴や文化的な特徴であり、組織の規定や方針・監督者の権限範囲・リーダーシップ・組織内の階級構造などです。Topic 1の仮想事例で言えば、“ドッキリン”と“スッキリン”という似たような名前の薬剤が採用されていました。使用薬剤を採用する薬事委員会にも問題があるでしょう。

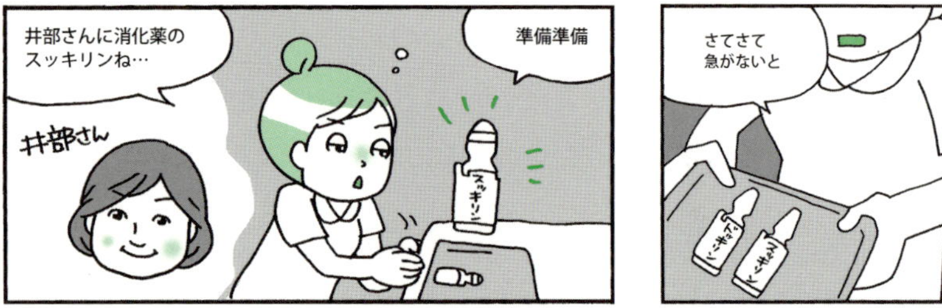

「スイスチーズの穴」は「システムの穴」！

以上のように幅広い視点から考えると、個々のインシデントは多くの要因が関わっていることが浮き彫りになります。J. リーズンは、システムのさまざまな層に存在する欠陥が、どのようにインシデントの発生に関わるかを、穴のあいたスイスチーズの壁によって説明しました[1]（Topic 1 p.13 図 1 参照）。一つひとつのチーズは、安全を確保するための決まりや手順などの「防護策」となっていて、多層の構造となっています。まず有害事象が発生する前提として、「潜在的な欠陥（latent conditions）」というチーズの穴が存在します。個人の疲労、人員不足、機器の欠陥、不十分な訓練、安全意識の乏しい組織文化などが挙げられています。そこに有害な影響がただちに生じる「目に見える失敗（active failure）」が、チーズの穴として出現します。チーズの穴はシステムの穴です。この穴は時と場合により、大きくなったり小さくなったり場所を移動したりします。普通は1つの層の欠陥だけであれば事故には繋がりませんが、複数のチーズの穴の位置と大きさが重なってしまうと、事故への「道筋」がたちまち出来上がってしまうのです。

個人の失敗は「おとがめなし」?!

それでは、システムアプローチを採用すれば、各医療専門職が自分の行った行為について責任をもたなくても良いことになるのでしょうか。残念ながらそれは誤解です。個人の責任を追及するパーソンアプローチだけでは、真の事故原因の特定は不可能なので、根本的な要因をすべて洗い出すためにシステムアプローチは存在するのです。

どの国においても、医師・看護師や弁護士などの専門職には倫理的・法的な責任があります。一般市民を保護するために要求されている事項は、職種や国情によって異なりますが、免許を授かった専門職が社会から信頼を得るために必要な知識や技能、行動が求められます。この個人の責任範囲については、具体的にはっきりした境界線が示せないことも多いのですが、大きく3つに分けられます。

1. 職業上の不正行為または職権乱用（Professional misconduct）
2. 過失（Negligence）：十分慎重な医療職が同様の環境で払うであろう注意を怠る。オミッション（Omission；故意がない）の場合もあればコミッション（Comission；意図的）の場合もありますが、無関心、無謀、不手際、気まぐれなどが特徴です。
3. 間違い（Mistake）：計画通りの行為を行ったが、計画そのものが不十分であったため、正しい結果とならなかったものです。

職業上の不正行為とは、たとえば薬剤師が処方せんをもたない人に睡眠薬を売りさばくような場合を挙げることができますが、ほぼ犯罪と同等と考えて差し支えありません。問題は、過失や間違いに対してどの程度の責任が問われるかにあります。WHOカリキュラムガイドには掲載されていませんが、J. リーズンは、さまざまな危険行為に対してどのくらい責任が問われるべきかを図4に表しました。いちばん左端の「故意に悪いことをした」は、だいたい職業上の不正行為に当たります。たとえば、自分が薬物を服用中でそれが治療に必要なものかどうか、などの基準により、少しずつ責任の軽い右のほうに移動していきます。誰もが間違うような失敗については、ほとんど罪を問うべきではない、とJ. リーズンは述べています。

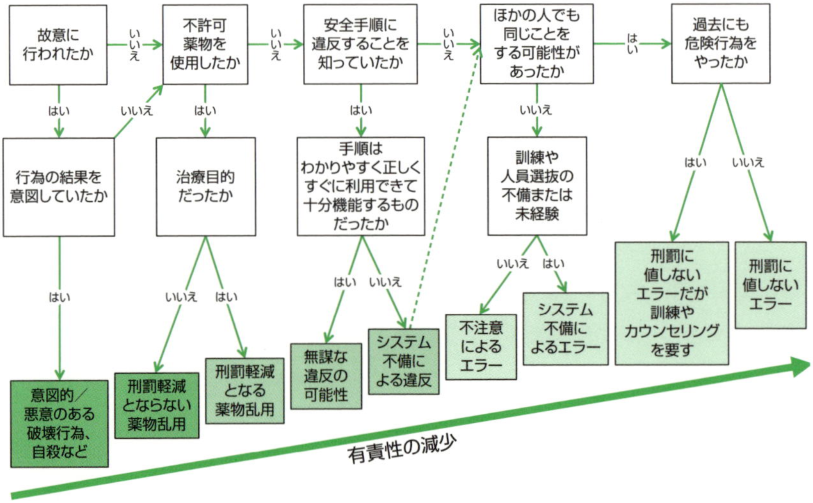

図４　危険行為に対する有責性の決定樹

相馬孝博訳：Reason, J. Managing the Risks of Organizational Accidents. Ashgate, 1997.
http://www.ofmq.com/Websites/ofmq/images/IIPCNCC/2012_Calls/Monthly_QIO_Call/DecisionTreeforUnsafeActsCulpability.pdf

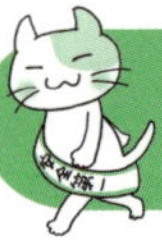

「業務上過失」は人ごとじゃない

しかし、エラーについて正直でないことを職業上の不正行為とみなす国や、間違いを処罰対象とする国もあることをWHOは指摘しています。つまりそれぞれの国で医療上の間違いがどのように管理されているかを知っておかなければなりません。日本では、医療に限らず、業務上過失と呼ばれる刑法上の規定があり、業務上必要な注意を怠って人を死亡させたり傷害したりすると、犯罪として扱われます。

たとえば、2001 年に静岡県上空で発生した日本航空ニアミス*事故では、管制官 2 人が業務上過失傷害罪に問われ、2010 年 10 月の最高裁判決で有罪判決が確定しました。「100 人が負傷した事実には、誰かが責任をとって罰せられるべきであり、システムの不備にすり替えてはならない」という主旨であり、多くの被害者も処罰感情をもっていたようでした。ただ 1 人の裁判官のみが「システム全体の安全性の向上のためには刑事責任の追及は妥当ではない」という反対意見を述べました。もしもあなたが被害者の 1 人であったとしたら、この管制官は有罪とすべきでしょうか、無罪とすべきでしょうか。法律は、それぞれの社会の歴史や文化や国民感情を反映しているのです。

間違いのために人が傷付けられた場合「誰かが罰せられなければならない」と思う感情が、その社会にとって自然であれば、医療の領域も例外にはなりません。システム事故の原因を個人のせいにしない文化は、急には作れません。少しずつでも育んでいくためには、まず私たち医療従事者が、ほかの領域のシステム事故でも個人責任を追及しないようにしなければなりません。関連職種も含め、200 万人以上の人が医療に従事しています。患者さんのために良いことをしていると誰もが信じている職場こそ、まずシステム事故の理解者になりたいものです。

*ニアミスについては Topic 6 を参照してください。

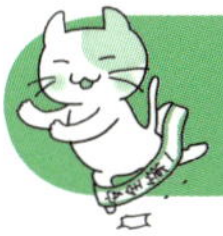

HRO に学ぼう！

「高信頼性組織（High Reliability Organization：以下、HRO)」とは、危険な条件下で業務を行っていても、ほぼ完全に「失敗なく」業務を遂行している組織を指します。失敗例を挙げてしまいましたが、航空管制システム、原子力発電所、海軍の航空母艦などは、高度に複雑で予測不能な業務環境でありながら、安全で効率的な業務を行っている組織です。医療現場とはずいぶん違う点もありますが、システムの観点からは同じように考えることができるのです。

医療従事者が失敗として考えるのは、ある医療行為が成功するか否かの治療リスクの結果についてがほとんどです。しかし本当の失敗とは、指示がうまく伝わらなかった、うっかり見落としたなど、専門技術以外のシステムエラーに起因することも多いのです。システムエラーを防ぐ工夫と努力を重ねることによってのみ、HROは実現できるのです。

HROには次のような共通の特徴があります

HROの特徴

・失敗に対する事前の対策：自らの活動によりエラーが起こりやすいことを認識し、計画を立てる
・回復力を高める取り組み：想定外の危険を前もって見つけ出し、起こる前に封じ込める
・任務に対する敏感さ：最前線の勤務者が直面している問題に関心を向ける
・安全の文化：上司から非難される恐れがなく、個々の職員が実際の失敗を気兼ねなく共有できる

ほかのHROの成功例は、医療組織にも応用可能です。逆に、大惨事はどのようにして発生するかなど、失敗例からも学ぶことができるのです。再発リスクを減らす戦略は、パーソンアプローチを止めて、システムアプローチによって検討しなければならないのです。

【参考文献】

1）J. リーズン．組織事故―起こるべくして起こる事故からの脱出．塩見弘監訳　日科技連出版社．1997．354．

Topic4 Being an effective team player

（有能なチームの一員であること）

良いチームプレーヤーになろう

あなたのチームは良いチームですか？　あなたのチームを良くするためにあなたは何ができますか？

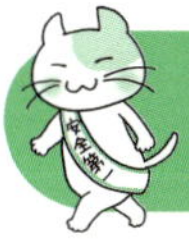

「チーム」って何?!

医療は１人ではできません。医療はいろいろな人の協働作業で成り立っています。一緒に働く人々はだいたいチームで仕事をしています。複数の人間が集まっただけのグループでは、チームになりません。少なくとも参加する人が、共通の目的をもっていなければなりませんが、それでもチームとは言えません。たとえば、勤務が終わってからお茶を飲みに行こうと数人がまとまる状況を考えてみます。複数の人が集まって、共通の目的があります。しかしこの人たちはグループであっても、チームではないことは直感的に理解できますね。もし飲みに行こうとしているお茶が何らかの特徴があって、そのお茶を普及させるための継続的な活動をしているとしたら、この人たちはチームを作っていると言えます。つまり、「共通の目標に向け、各メンバーが役割をもち、相互依存的に活動し、活動期限がある」ことがチームの要件となるのです。

チームは、人生の若い時期であれば、学校のクラブ活動がチーム活動に接する最初の機会になります。社会人として働くようになると、ほとんどの場合、たった１人で活動することはありません。複数の人と一緒に働くことは、チームの一員として行動することと同じ意味になります。そのためには、チームの目的は何であるか、自分の果たすべき役割は何か、をよく知らなければなりません。

また、チームと似た活動の形式に「委員会」があります。同じようなグループの活動ですが、この二者は完全に違うものです。委員会の構成メンバーは、各所属部署の代表として参加します。その場で出される意見はそれぞれの所属部署を代表する意見であり、メンバー個人の意見ではありません。これに対し、チームはメンバー個人が知識と技能を持ち寄って成立しているのです。

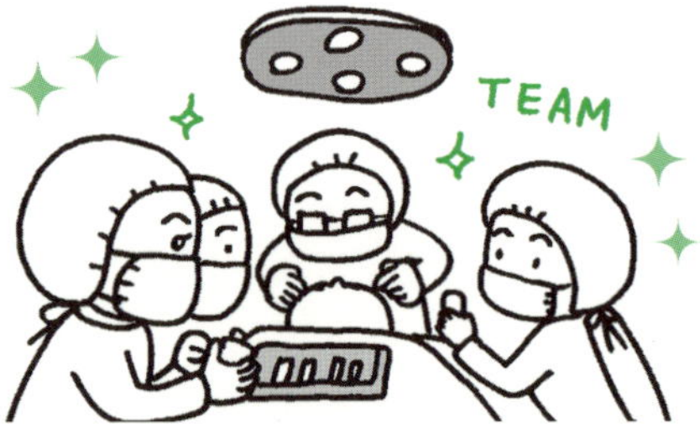

「良いチーム」ができるまで

良い活動をしているチームには、次のような特徴があります。

「良いチーム」の特徴

- 共通の目的があり、それを各メンバーが明確に意識していること
- 測定可能な目標があること
- 有効なリーダーシップがあること
- 効果的なコミュニケーションが存在していること
- メンバーが良好な結束をしていること
- 各メンバー間で敬意が払われていること

仮に、知っている人間だけでチームを組んでも、すぐには良いチームにはなれません。なぜならそれは、構成員が１つになってまとまり、チームとしての活動をしたことがないからです。良いチームになるためには、ある程度の時間がかかります。まず最初はチームの形成期です。つまり、何らかの目的をもってチームメンバーが招集されますが、そのとき集められたメンバーは互いに役割を明確に意識できず、表面的なコミュニケーションにとどまっています。次に、活動を始めると混乱する時期がきます。それぞれのメンバーが同じ頂上を目指しているとしても、個人のいろいろな違いが表面化し、メンバー間で意見の対立が起こることがあります。しかし、お互いの努力でわかり合えるときがきます。すなわち共通の目標を達成するために、率直なコミュニケーションによって、相互理解が進んで自分の任務に向き合えるようになります。最終的には、実践する時期に到達し、全体が１つとなって、目標達成に向けて全精力を注ぎ込めるようになり、効果的なチームとなるのです。

医療現場のチームいろいろ

最も重要で代表的なものは、診療チーム（コアチーム）でしょう。ある患者さんの診療を中心として考えた場合、その診療に直接関与するメンバーとリーダーでチームは編成されます。たとえば手術が行われる場合を考えます。おおざっぱに、手術の前、手術中、手術直後の集中治療、退院前の段階があるでしょう。手術の前に、外科医や看護師でチームを組み、患者さんの状態をチェックしたり、術前の説明をしたり、術前の準備をします。手術中は、外科医・麻酔科医・器械出しと外回り看護師・臨床工学技士などが手術チームを組みます。術後に集中治療室に入れば、専門医師と看護師が一緒に診ることになり、24時間チームは成立していますが、チームの構成メンバーは交代していきます。病棟に戻れば、退院に向けての準備を外科医と看護師で行うことになります。患者さんを中心にみると、次々に新しいチームが作られ、役目を終えたチームから、次のチームへと引き継がれるのです。

ほかのチーム例として、感染制御チーム（ICT）や栄養管理チーム（NST）などがあります。これはある程度固定されたメンバーで継続的な活動を行いますので、医療以外の領域のチームの感覚に近いかもしれません。極端な例では、ほんの一瞬形成されるだけのチームもあり、院内救急で招集された心肺蘇生チームがそれに当たります。

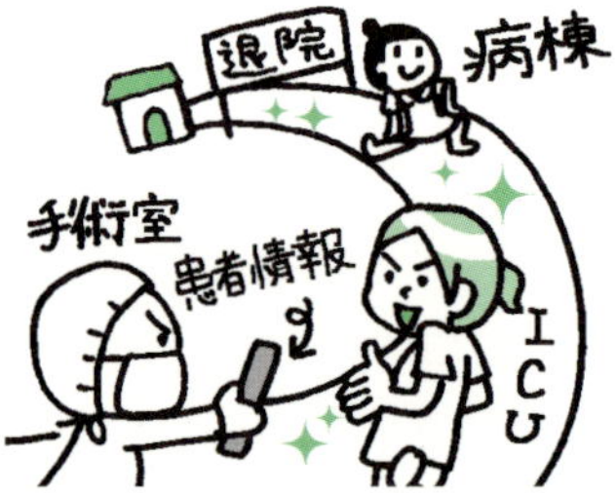

情報共有のコミュニケーション術

医療の現場は、多職種が協働しているだけでなく、キャリアもばらばらのことが多く、ベテランだけでチームが編成されることはあり得ないといって良いでしょう。「あ・うんの呼吸」はあり得ず、明確な言葉で伝えなければ、決して正しく情報は伝わりません。

1）リーダーシップ

一般的に、チームをまとめるにはリーダーシップが必要です。「チームリーダー」には、各メンバーの役割を定め、やることの優先順位を決定し、チームの資源投入の順序を考え、状況をモニタリングして、必要に応じて支援を求める、などの役割があります。しかしそうした業務にとどまらず、チーム内の対立を解決し、メンバーが自由に発言できるよう環境を整えるという重要な役目もあります。リーダーが率先して、チームメンバーと公式・非公式の話し合いをもち、チーム内のコミュニケーションを円滑にするという仕事です。

2）ブリーフィング、ハドル、デブリーフィング

公式の話し合いには、ブリーフィング（活動前の概要確認；briefing）、ハドル（活動中の作戦会議；huddle）、デブリーフィング（活動終了後の総括；debriefing）があります。ブリーフは下着と同じ単語で、短い報告をするという意味です。ハドルは、動物が集まった状態を指し、アメリカンフットボールでいう円陣を組んで作戦会議をすることです。

3）コールアウト、チェックバック

チーム内で、情報が一方向的になってしまうと、誤解が生じやすくなります。情報共有を正しく行うために、いくつかのコミュニケーション技術が提案されています。たとえば、コールアウト（声出し確認）を行って、チームの全員がそれを聞くという方法があります。また、チェックバック（再確認）によって、情報を一往復させて、伝達の正確性を確認する方法もあります。リーダーはこうした行動を気兼ねなくできるようにしなければなりません。

4）ハンドオフ

また、チームとチーム間の情報共有では、申し送りが良い例となるでしょう。英語では、申し送りも含めた情報伝達をハンドオフ（hand-off）と言います。ハンドオフは、単なる伝達ではなく、情報を「責任とともに」受け渡すことを意味します。そのためには双方向性のコミュニケーションで間違いを防がなければなりません。ただ「言った」「聞いた」にならないためには、情報の送り手は「何を伝えたいか、伝えなければならないか」を自分で明確にしておかなければなりませんし、情報の受け手も「何を聞いて、何がわかったのか」をフィードバックして確認しなければなりません。はっきりと言葉にしたものだけが、情報として伝達されるのです。そして、情報とともに責任も受け渡されます。ですから、ハンドオフにはそのために必要な時間を確保しなければなりません。

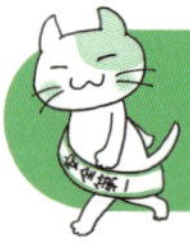

ためらい、気兼ね、遠慮……事故のもと！

医療チームは、言うまでもなく「患者さんのために」協働作業をしています。患者安全のために、チームメンバーは何かおかしいと思ったら、「患者さんのために」声をあげなければいけません。つまり、いつでもチーム内では自由な発言ができなければなりません。ところが、それが必ずしもできていないことが世界中で問題になっています。遠慮は日本だけの文化ではありません。声をあげることの難しさには、主に２つの理由があります。

１つは、一見して順調に流れている診療やケアを中断させるには、相当の勇気が必要です。工場の製造現場などでは、１回ラインを止めるだけで、かなりの損害が発生してしまいます。そうしたなかで、自分のちょっとした（思い違いかもしれない）疑問で、その流れを止めてしまって良いものか、とためらうのは自然な気持ちです。

もう１つは、地位と職種の壁です。ベテランと未熟な若手がいます。医師と看護師がいます。通常は、前者は後者よりも圧倒的に経験や医学的知識をもっています。たとえば、医師にこんなことを言ったら、馬鹿だと思われてしまうのではないか、と看護師が心配をするのは世界共通なのです。

チームのなかで「患者さんのために」声をあげやすくしようという運動が始まっています。そういう新しいルールを作らないと、誰もが声をあげることができないからです。この主張方法は、英語ではアサーション（自己の主張をやさしく論理的に行うこと；assertion）と呼ばれています。

1）２回主張ルール

たとえば、２回主張ルール（two challenge rule）は、何かおかしいと思ったら少なくとも２回は言おうというものです。何らかの危険を察知した場合、１回目の主張を無視されたとしても、あきらめずに２回以上心配な気持ちを伝えることになっています。角を立てないために（こういう配慮は日本だけではありません)、初めの１回目は質問の形式で、２回目は心配な気持ちを強めに表明することが薦められています。そしてチームの誰かが、こうした心配を主張した場合は、そのチームは行為を中断して、その心配について確認しなければならないことが決められています。

2) CUSS

あるいは、問題行為をやめさせるための段階的なプロセスであるCUSSもお薦めです。I am concerned（心配なんです)、I am upset（よくわからないんです)、I am scared（怖いんです)、だからStop（やめてください）という主張は、チームメンバーならいつでも誰でも行うことができる決まりです。

こうしたルールをわざわざ作らなければならないのは、必要性があるからです。気兼ねや遠慮はどこにでもあるので、それを取り払うためには、全員の努力が必要です。特に地位の高い人や医師が､積極的にそれを受け入れなければ､安全の文化は広まらないのです｡このようなルールがうまく使われていたなら､起こらなかったであろう事故は数多いと思います。

成功するチームのメンバーは、それぞれの職種の力を発揮し、チームに貢献するだけではなく、ほかのメンバーの能力に敬意を払っています。また、メンバー間での意見の多様性を互いに受け入れて仕事をしています。チームは良好な結束が形成されてこそ、最終的に医療のアウトカムの向上に繋がるのです。

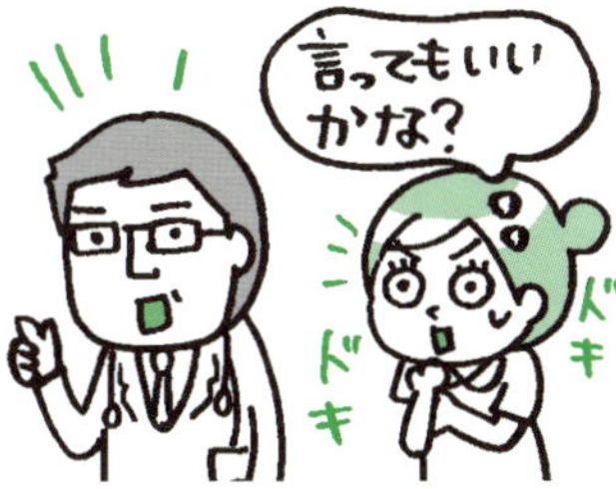

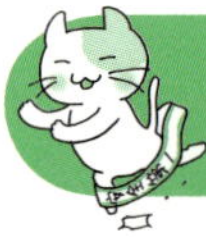

身につけたい「お作法」

WHOカリキュラムガイドは、チームワークをより円滑にするためのヒントをまとめています。一見すると「当たり前のようなお作法」が並んでいます。しかし、こうした行動が明文化されるということは、当たり前のことができていないからこそ、一つひとつ基本に立ち帰りましょうというメッセージなのです。なんといってもあいさつや自己紹介などは、人間関係を作る第一歩なのですから。

良いチームワークのための「お作法」

実務を行う医療従事者のための実用的なヒント集

・チームへの自己紹介を欠かさないようにする
・指示を復唱し、コミュニケーションのループを完成させる
・思い込みを避けるため、明確な言葉で話す
・不明な点があれば質問や確認をし、はっきりさせる
・指示を出すときには必ず相手のほうを見る
・自身の役割をはっきりさせる
・主観的な言葉ではなく、客観的な言葉を用いる
・メンバーの名前を覚え、呼びかけるときは名前で呼ぶ
・必要なときには、はっきりと主張する
・わからないことがある場合は、他者の視点から考えてみる
・チームでの活動を開始する前にはブリーフィングを行い、終了後にはデブリーフィングを行う
・対立が起きた場合は、「誰が」正しいかではなく、患者さんにとって「何が」正しいかに集中する

Topic5 Learning from errors to prevent harm
(エラーに学び、害を予防する)

エラーから学ぼう

本項では、組織として、エラーからどのように学び、事故防止の対策を立てるのか、その方法をまとめています。

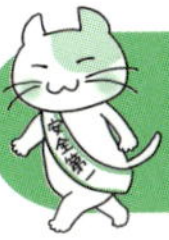

人間は誰でも間違える

「エラー（error）」とは失敗のことですが、実は医療上のエラーも、ほかの産業分野で発生するエラーと何ら変わることはないのです。人間は、誰でもどこでも間違える動物なのです。「過つは人の常、許したもうは神の業／ To err is human, to forgive divine」という A. ポープ（英国詩人）の名文句は、米国の報告書の題名にも引用されました。

医療上のエラーが重大になるのは、失敗が起きたときに苦しむのは患者さんであるという点です。そしてエラーの発生が悪であり、失敗した医療従事者が悪いとされる組織文化は世界共通であると WHO も認めています。

Topic 2 でも述べましたが、エラーには意図した通りの結果が得られなかった失敗と、意図した行為自体が誤っていたために発生する失敗があります。計画は正しくても意図通りにならなくて、問題の行為が観察可能な場合はスリップ（slip）と呼ばれ、押そうと思っていたボタンと違うボタンを押してしまうような行動です。問題行為が観察できない場合は、ラプス（lapse）と呼ばれ、薬剤の投与を忘れてしまうような行動です。計画そのものが誤っていた失敗は、ミステイク（mistake）と呼ばれます。また、安全な手順や基準を外れることは、エラーではなく、違反（violation）です。

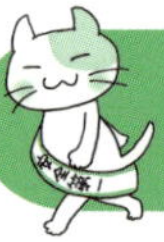

インシデント報告が安全をつくる！

エラーから学ぶためには、いろいろなエラーを集める必要があります。航空分野などで始まったインシデントの報告制度は、医療の分野でも導入されました。インシデント報告は自分の失敗を報告するので、普通は誰でもやりたくない行動です。ましてや報告することで非難されたり罰せられたりすれば、誰も報告などしなくなります。報告を出しやすくするために、匿名報告を原則にしたり、良い報告は公の場で賞賛したりする戦略が勧められています。

医療組織で働く人間が、自らのエラーや安全上の問題を気兼ねなく報告できれば、その組織はエラーから学ぶ環境が整っていると言えるでしょう。組織文化と、そこで診療を受ける患者さんの安全との間には相関関係があると考えられています。つまり、多くのインシデント報告がある組織は、より安全な医療組織なのです。

インシデントが発生した場合、通常はその当事者が報告しますが、報告は発見者でもかまいません。すべては患者さんのために、誰でも必要性を感じた人が報告すれば良いのです。報告の内容として「いつ・どこで・誰に・何が起こったか」という事実の正確な記載が必要で、これがきちんとなされていないと、原因の分析も正しくできません。ただ、記載方法に関して、5W1Hを重要視している人が多いのですが、これはどうも日本だけの習慣のようです。

1）報告の基本は4W

5W1Hは、ご存じのように、いつ（When）どこで（Where）誰が（Who）何を（What）なぜ（Why）どのように（How）の頭文字です。もともとはR. キップリング（Kipling，R.）の詩にあった言葉で、これを押さえておけば、読者にわかりやすいということで、新聞記者が記事を書くための基本として使われるようになりました。5W1Hとは、その程度のものであり、何にでも応用できるものではありません。インシデント報告には「いつ・どこで・誰に・

何が起こったか」という事実の4Wは絶対必要です。「なぜ」「どのように」はインシデントの原因となっている（かもしれない）要素であり、この原因を追求するために、多職種の力を集めて分析を行うことになるのです。報告する人が原因をわかっていることもあるでしょうし、わかっていないこともあるでしょう。そのため、インシデント報告を書くときに、5W1Hを強要すると、システムの原因を追求するのではなく、個人の原因だけを追求してしまう危険があるのです。

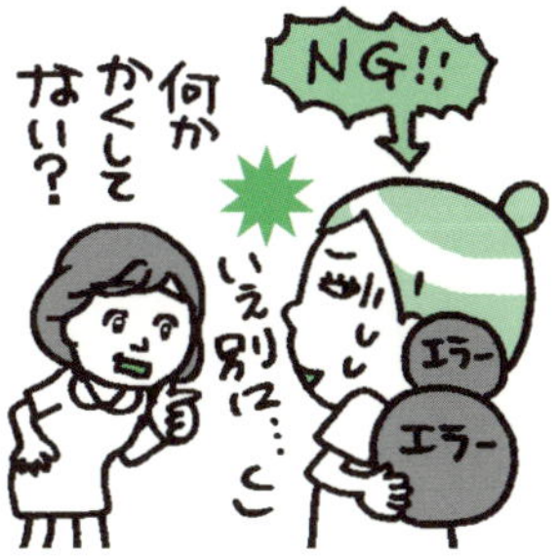

個人的なエラーを減らすには？

エラーはシステムの問題として分析されなければなりません。その一方で、個人がエラーを起こすことはできるだけ少なくしたいものです。J. リーズンは、それを、次ページ「エラーのリスクが高まる状況」のようにまとめています。

さらに、個人的な要因によってもエラーのリスクは高まります。まず人間の「記憶力の限界」です。医療従事者が知っておくべきとされる情報の量は、すでに人間が記憶できる限界を超えてしまっています。すぐれた医療従事者とは、何でも覚えている人ではありません。つまり、記憶に頼らないシステム（後述するチェックリストのHALTなど）が必要です。それから、空腹や疲労、寝不足の状態でも、当然ながら実力が発揮できません。睡眠不足はその程度により、アルコール中毒と似た症状が出るというエビデンスが示されています。看

エラーのリスクが高まる状況

- 経験不足：当然ながら、やったことのない仕事は高リスクである
- 時間不足：焦って、途中の作業を省略したりする
- 不適切な点検：点検（checking）という単純作業がいい加減になる
- 手順の不手際：準備不足・人手不足・注意不足は、高リスク
- 不適切な情報：手書きが読めるか、口頭で正しく伝わるかが問題

護師のシフト勤務や、外科医の当直明けの手術などが良い例でしょう。こうした肉体的な条件だけでなく、精神的なストレスによっても、エラーのリスクは高まります。

医療従事者は、自分の状態を最良にして、患者さんの前に出なければなりません。英語では、その名もHALT（＝とまれ）というチェックリストがあります。

H：空腹（Hunger）、A：怒り（Angry）、L：遅れ（Late）、T：疲労（Tired）、という4項目を、まず自分自身でチェックすることが勧められています。

また、IM SAFE（私は安全）というチェックリストもあります。I：病気（Illness）、M：薬剤（Medication）、S：ストレス（Stress）、A：飲酒（Alcohol）、F：疲労（Fatigue）、E：感情（Emotion）、という6項目です。

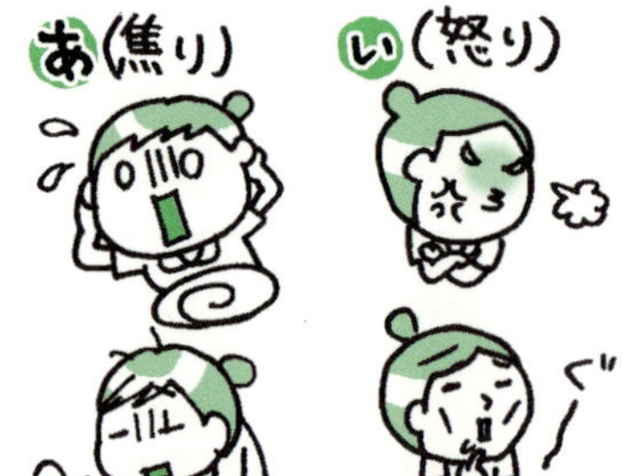

日本語でも何か作っておくと良いですね。例として、「あ（焦り）い（怒り）つ（疲れ）は（腹ぺこ）ストレス」、などはいかがでしょうか。

分析は「自転車」？

エラーの分析の方法については、ほかの産業で多くの方法が研究され、それぞれの産業に適した手法が実行されてきています。1つの事故でばく大な損害が発生する宇宙工学の分野などでは、非常に細かくエラー分析が行われています。最近では個人の性格や行動パターンにまで踏み込んだ分析も可能になってきたようです。いってみれば、相当な資金と労力さえあれば何でも分析可能、の世界になりつつあります。

その一方、医療の分野は機器も使用されますが、基本的には「人が人をお世話する」という世界です。飲食業や宿泊業などの人的サービス業と基本的に同じ構造ですが、対象となる患者さんに応じて、それぞれ違うサービスを提供しています。しかも、関わる医療従事者の数が非常に多いという特徴がありますので、とても宇宙工学と同じ分析手法を適用するわけにはいきません。

これまでの研究成果を踏まえ、医療の分野に適したエラーの分析手法が提案されています。重要な点は「誰がやっても同じ結果が出るわけではない」が、標準化されたお作法通りにやると「一定の水準以上の結果が出せる」ことです。共通しているのは、基本的方法として、ブレインストーミング（Brain storming）という人力の方法を使います。ブレインは脳（頭）で、ストームは嵐の意味です。つまり頭のなかを嵐の状態にして、アイデアを出し合う集団思考法なのですが、質より量の自由な発言が鍵になります。つまり、参加者の経験や知識によって多少の誤差は出るのですが、メンバーの人選とやり方が適切であれば、結果の水準が担保されるのです。「みんなの意見は案外正しい」という言葉がありますが、これは多職種の観点によるアプローチの重要性を示しています。

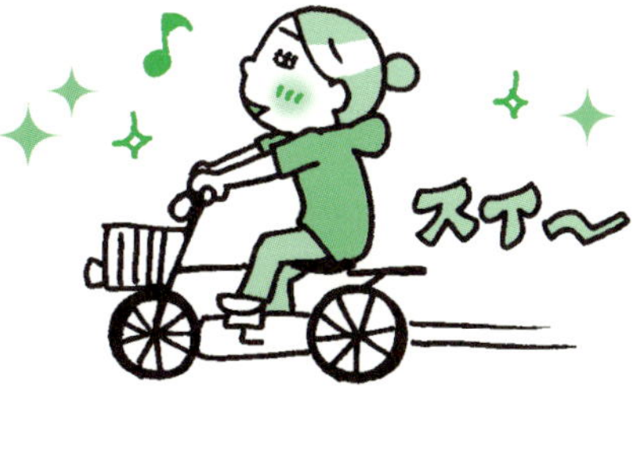

まとめると、分析手法は「自転車」

のようなものと言えます。自転車は高性能のものもあります（＝多くの分析手法がある）が、基本的には人力（＝ブレインストーミング）で動かします。乗り方をしっかり覚えれば（＝分析手法を正しく使えれば)、歩くよりも（＝すぐ目の前に見えたことだけに対処していくよりも)、速く遠くまで走る（＝能率的に網羅的に対策を立てる）ことができるのです。

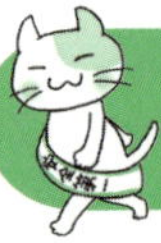

「後知恵バイアス」に気を付けろ！

ブレインストーミングのように多職種の観点を使うことにより、個人や職種によるばらつきを抑えられます。しかし、いろいろな人間が集まっても、一緒に陥ってしまう罠もあるのです。それが「認知バイアス問題」です。

バイアス（bias）は、ゆがみを意味し、認知バイアスは通常、先入観や偏見と訳されますが、妥当な状況認識とは違ってしまう「人の心の傾向」「性癖」のことです。ある対象を評価する際、自分の利害や願望に合う方向に考えてしまったり、恐怖などの感情から論理的思考が妨げられる現象を指します。簡単に言えば、人間は「見たいものしか見えない」「聞きたいことしか聞けない」特性をもっているのです。有名な例では、災害時などの異常事態を、根拠のないまま大丈夫であると解釈して逃げ遅れてしまう、「正常化バイアス」があります。ただし、認知バイアスはそのものは、すべてが間違っているというわけではなく、情報が不足しているときに人間が物事を予測することを助ける近道の役割を果たしています。

エラーの分析に当たっては、この認知バイアスの影響を避ける必要があり、特に気を付けたいのが「後知恵バイアス」です。これは、物事が起きてからそれが「予測可能だった」と考える傾向です。エラーは転帰に直結しませんが、S. デッカー（Dekkars, S.）はその問題点を次のようにまとめています。

後知恵バイアスの罠（わな）

- 因果関係を簡略化しすぎる
- 結果を予見する能力を過大評価してしまう
- 違反を過大評価してしまう
- その時点で当事者に与えられた情報の重要性を誤判断する
- 結果の前に行った行動と結果とをつり合わせてしまう

つまり、ほかの視点やいろいろな背景要因を排除してしまい、「こんなことは最初からわかりそうなものだ」と決めつけがちになり、誰もが犯す小さな違反であっても重大なルール違反だと過大に評価してしまう傾向です。また結果を知っているからこそ、その時点での情報の重要性のランク付けができるはずなのに、悪い結果の重大性とその前の行動の重大性をつり合わせてしまうのです[1)]。

エラーの分析に当たり、後知恵バイアスの罠に陥らないように4つのヒントが提案されています。

「後知恵バイアス」に陥らないためのヒント

- 原因の真実性を頭から信じてしまわず、それもあるかもしれないというくらいの気持ちで、常に別の可能性への疑いをもつこと
- 分析は自分が現在もつ知識を使っての推論に過ぎないことを意識すること
- 訳がわからないことに耐性をもつこと、あるいは結論が出ないことを焦らないこと
- 事実や証拠がなければ納得しないこと

物事を単純に決めつけてはいけません。もう一度言いますが、エラーは転帰に直結しません。事故は単一の原因で起こるものではないのです[2]。

エラー分析の仕方

分析手法はいくつもありますが、やるべき手順はだいたい同じで、「何が起こったのか」という正確な事実を追求する第１段階、「なぜ起こったのか」という原因を追求する第２段階、「どうすれば発生を予防できるか」という対策立案を行う第３段階に分けられます。ここでは事後学習型のRCA（Root cause analysis；根本原因分析法）[3]について学びます。

Step1）発生事実の確定

まず分析チームを編成します。その現場をよく知る経験者を必ず含めて、ブレインストーミング法に適した５〜７人程度を集めます。多様な視点を確保するために多職種のチームとなるように選任し、特に診療経過との関わりをみるためには、医師の参加は重要です。場合によっては管理職の視点も必要となります。客観的な分析のためには、当事者は（聞き取り調査のみで）メンバーに加えないことになっています。

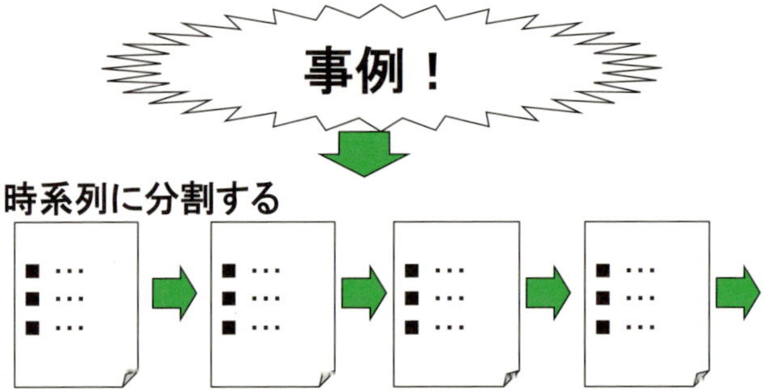

図５　事例を時系列に分割する―事象関連図の作成―

次に、客観的事実のみを、時系列に分割して事象関連図（図5）として整理します。この際に「事象発生に関係した」と思われる事実（背景要因）も、できるだけ書き出しておくと、次のブレインストーミングが行いやすくなります。また簡略化した方法として、リスクマネージャーなどが事象関連図をあらかじめ作成しておけば、分析チームの時間を原因列挙に集中させられるので、全体の時間の節約につながります。

Step2）発生原因の追求

ブレインストーミング法によって、可能な限りの原因を列挙していきますが、ここでの集中力が分析の精度を左右することになります。そのポイントは、1）自由に発言し、人の批判はしない、2）質より量を重んじ、類似／便乗／重複をいとわない、という2つです。重複は整理のときにいつでも捨てられますから、原因列挙が網羅的になるように努力します（図6）。原因を「ふせん」のような紙片に書くと、整理が楽になります。一般的に、個々のヒューマンエラーには、先行する原因が必ず存在しています。たとえば、「つまずいた」という事象の原因としては、「照明が暗かった」「わかりにくい床の段差だった」「ひっかかりやすいサンダルをはいていた」「ふらつくような薬剤を服用していた」などが列挙されたとすると、さらにそれぞれについて、原因を考えることになります。

続いて、壁やテーブル一面に無秩序に列挙された原因の関連性について、グルーピングによって考察していきます。重複項目を整理しつつ、紙片（要因）同士の関係性に注目して、1）カテゴリー（似たもの同士）分けと、2）各カテゴリー内の因果関係を推定します（図7）。

米国の退役軍人病院グループ（VA；Veterans Affairs）の方法では、要因のカテゴリーとして、1）コミュニケーション、2）教育、3）疲労／労働環境、4）設備／機器の運用、5）設備／機器の設計、6）規則／方針／手順、7）防止策、8）患者さん／家族の対応、9）管理、と9つに分けて行いますが、必ずしもVA方式に従う必要はありません。

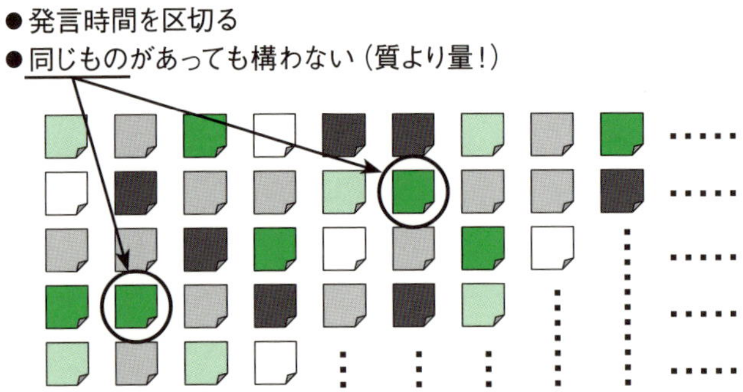

●発言時間を区切る
●同じものがあっても構わない（質より量！）

図６　ブレインストーミングにより原因を列挙する

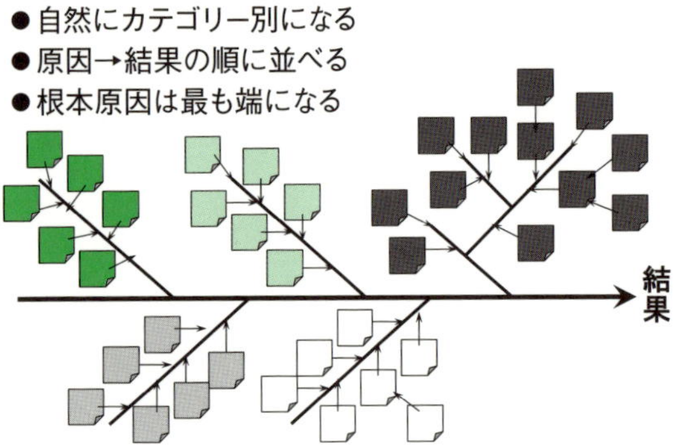

●自然にカテゴリー別になる
●原因→結果の順に並べる
●根本原因は最も端になる

図７　グルーピングする

最終的には、各カテゴリー内で、原因－結果関係となる組合わせを作っていくと、いわゆる魚骨図の形になります。このときいちばん外側にくる原因が、根本原因なのです（図７）。しかしこの因果関係の推定においては、鶏が先か卵が先かの議論となることもあります。根本原因を特定すると言うよりも、その候補がわかれば良いので、グルーピングだけで終わらせても差し支えありません。重要なのは対策だからです。

Step3）対策立案とその後の行動と検証

原因の追求と対策立案は、表裏一体の関係にあります。重要な根本原因が特定できれば、それを除去することがそのまま対策となりますので、理論的には対策立案はそう難しいものではありません。しかし多くの場合、安全確保のためには病院の資源を投入することが必要です。対策を考える段階では、資金や人員配分の権限をもつ病院幹部に参加してもらいたいのです。権限のないチームでは、お金のかからない提案しかできない可能性があるからです。たとえば注射業務について、作業の中断が根本原因となった場合、その対策として、業務遂行者には「声をかけるな」というゼッケンを付けさせるとか、耳栓を装着させるなどの案が提示されます。これはほとんど経費がかかりません。しかし、そうやって同僚と関わらずに済む状況をつくり作業をするようにしても、患者さんや家族からの依頼を断るのは難しいものです。ならばいっそのこと独立した注射専門チームを作り、まったく違うユニフォームを着せて業務を遂行させるという案も浮上します。こうした対策立案は、人員配置に権限のある人間がいないとできないのです。

エラーを減らす戦略

エラーを起こすのは個人ですが、組織としてエラーから学ぶ体制を作る必要があります。RCA によるエラー分析は、すぐれたシステムアプローチです。

エラーを減らす戦略を以下にまとめます。

エラーを減らす戦略

・記憶に頼らないようにする
・プロセスを単純化する
・一般的な手順を標準化する
・チェックリストを日常的に使用する
・警戒心を過信しないようにする
・知らないことは質問する

【参考文献】

1）シドニー・デッカー 芳賀繁 監訳 ヒューマンエラーは裁けるか—安全で公正な文化を築くには．東京大学出版会．2009.
2）海保博之・宮本聡介．ワードマップ 安全・安心の心理学—リスク社会を生き抜く心の技法 48」．新曜社．2007.
3）誰でもわかる RCA ～報告から分析へ～（セーフマスター）．（http://www.safemaster.jp/rca/movie.html）

Topic6 Understanding and managing clinical risk

（臨床におけるリスクの理解とマネジメント）

リスクを知ってコントロールしよう

本項は「リスクマネジメント」についての解説なのですが、第一線の医療従事者(になる学生も含む)が、個人として何を求められ、どのように関わるべきなのかが書かれています。医療組織の一員として、私たちはリスクに対してどのように対応するべきなのでしょうか？　リスクマネジメントを単に知識としてとらえるのではなく、すべての医療従事者は、組織のリスクマネジメント活動に関わり、診療適性と呼ばれる正しい振る舞いをしなければならないのです。

さて、災害だけではなく不安定要因の多い世の中になり、リスクマネジメントはごく普通の言葉になりました。医療安全と医療組織のリスクマネジメントはほとんど同じような意味で使われていますが、果たして同じなのでしょうか？

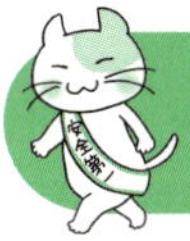

知っておきたいリスクマネジメント用語

WHO カリキュラムガイドでは述べられていませんが、ここではリスクマネジメントに関するいろいろな用語をまとめておきます。

1）医療安全と患者安全

まず「医療安全」ですが、これは世界的には少数派です。英語にすれば、Health-care Safety となります。WHO も含め多くの国では、「患者安全(Patient Safety)」という言葉が一般的で、この解説本も患者安全を使っています。医療安全という言葉は、医療従事者の安全まで含めた、守備範囲がより広い用語です。厚生労働省の医療事故の定義では、患者さんだけでなく医療従事者も含めたすべての人身事故を医療事故とすることになっています。

2）インシデントとアクシデント

「インシデント（incident）」も注意が必要な単語です。本来は、「出来事」や「事件」を意味するだけでしたが、報告制度のおかげで（？）、過失があるのかないのかという印象が、世界中でついて回るようになってしまいました。インシデントとは、過失があろうがなかろうが何かが起こったことを示し、しかも患者さんにとっての有害の程度は問いません。つまり有害事象であってもインシデントなのです。また、有害であったことを強調したい場合は、英語では harmful incident と呼んでいます。

しかし日本では、患者さんに有害事象が発生した場合を「アクシデント」、そうでない場合を「インシデント」という慣習ができあがってしまっています。世界標準でインシデントといっている場合は、日本でアクシデントと呼ぶ事態も含まれていることを知っておかねばなりません。

3）ニアミス

また、「ニアミス（near-miss）」も誤解しやすい用語です。「ミスに近い」のではないのです。日本語では、mistake も、miss も、「ミス」といっています。mistake は「間違い」ですが、miss は「外す、なくす」ことです。ニアミスとは、射撃などで標的のすぐ「近くで」「外した」という意味で、惜しい当たり損ないというニュアンスです。そうすると飛行機のニアミスは、結構ブラックな表現であることがわかります。

危うく失敗するところだったが大丈夫だった、というのは、英語では「クロスコール（close call；間一髪）」という妥当な表現がありますので、WHO カリキュラムガイド日本語版では、ニアミスという用語はやめ、わざわざ「有害でなかったインシデント」という表現にしています。

4）リスクとクライシス

さて、最近ではリスクマネジメントはごく普通の用語になってきました。管理や統括業務など、いろいろなマネジメントがありますが、ごちゃごちゃにしている人も多いので、こちらの言葉の整理もしておきましょう。

まず危険なことが発生すること（あるいは発生した場面・状況）は、「クライシス（crisis；危機）」と呼ばれます。地震が起きた、火事が起きた、医療事故が起きた、暴力事件が起きた……、これらはすべてクライシスです。クライシスに対応するマネジメントについては、ある程度マニュアル化することが可能ですので、こうなったときはこうする、というような手順をだいたい作ることができます。

その一方で、「リスク」とは、危険が発生したり、危険が発生する可能性、ひいては変動の可能性のすべてを意味します。クライシスはリスクのごく一部分なのです。したがって「リスクマネジメント」とは、何かが起こる前からの準備、起こってしまった直後の対応（＝クライシスマネジメント）、それから元の状態に戻るまでの活動まで、非常に広い概念なのです。

たとえば、それぞれ趣味の合う、ちょっと気になるボーイフレンドが２人いるとします。時々一緒に遊びに行く程度でも、鉢合わせしたりすると気まずいので、それなりのリスクマネジメントをしていたとします。ところが１人のボーイフレンドと歩いているときに、もう一人にばったり出会ってしまってなんとなく気まずい雰囲気……これがクライシスです。この場を何とかするのがクライシスマネジメントです。元通りの関係が続くかどうかわかりませんが、その後の活動はリスクマネジメントとなります。

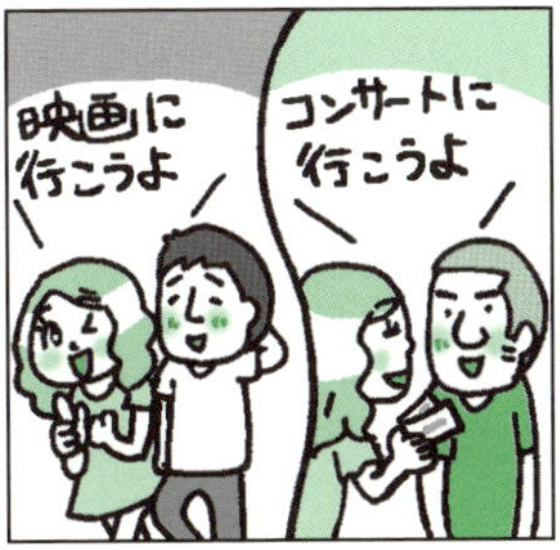

リスクマネジメント

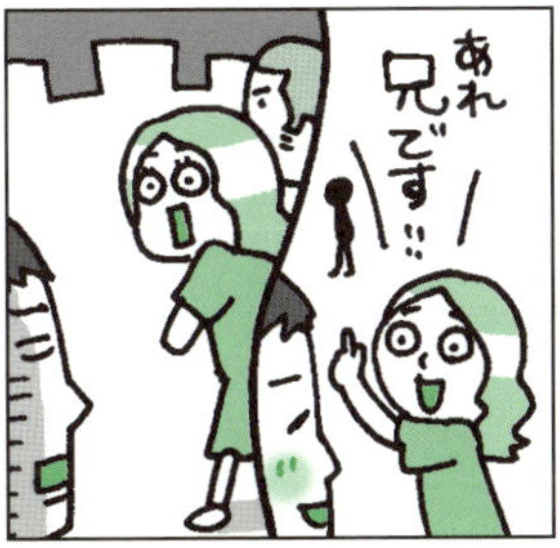

クライシス　クライシスマネジメント

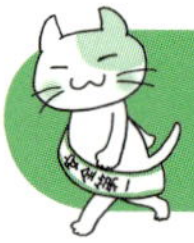

クライシスマネジメントの基本

クライシスマネジメントの考え方は、非常に単純ですので、ここで理解しておきましょう。どんなクライシスでも基本対応は、1）自分の身の安全を確保する、2）応援を呼んで仲間を複数にする、という2つしかありません。

Step1）自分の身の安全を確保する

飛行機に乗ったときに、非常時には酸素マスクが下りてくるという説明を見たことがありますか？　親が子供と一緒に搭乗していた場合、酸素マスクは親と子供とどちらに先に付けるべきなのでしょうか。可愛い子供にまず付けてやりたい親心は理解できますが、クライシスにおいては絶対に行ってはいけません。なぜなら、酸素マスクを子供に付けて、その後自分が付けられないまま意識消失してしまったら、誰が子供を助けるのでしょうか。まず自分が安全な状態でなければ、人を助けることはできないのです。また、地震のときに患者さんをおいて逃げても良いのでしょうかと、よく聞かれますが、私は「自分の身の危険を感じたら、心を鬼にして逃げてください」とはっきりお答えしています。人を助けるためには、まず自分が助かっていなければならないのです。

Step2）応援を呼んで仲間を複数にする

自分の身の安全確保ができている場合は、仲間を集める必要があります。たとえば火事の発生現場に出くわしたとします。そばに消火器があるからといって、すぐに消火活動を始めてはいけません。あなたが消火活動を始めてしまったら、いったい誰が119番に通報したら良いのでしょうか。大声で「火事です。助けてください！」と誰かを呼ばないと、次のことができないのです。

リスクマネジメントの進めかた

リスクマネジメントは、おおまかに、リスク識別、リスク評価、リスク対応、リスク費用算定という4段階からなり、これはどの領域においても共通です。

1）リスク識別：リスクを特定する

自分の業務範囲のなかで、どのようなリスクがあるか、過去の例をすべて挙げると同時に、起こり得るリスクも考えられるだけ列挙します。

2）リスク評価

リスクの発生頻度と重大性を評価します。

3）リスク対応：リスクの発生を減らすかゼロにする

リスク評価とリスク対応はまとめて考えます。それぞれのリスクを発生頻度と重大性によって、だいたい4つのグループに分けます。対応の方針は4通りになります（図8）。

リスク保有とは、リスクを放置しておいて、もし発生したら、その都度支払いを考えることです。リスク移転とは、滅多にないことに対しては、保険の掛け金を払って対応することです。リスク最適化とは、リスク因子を分割して、保有か移転することです。リスク回避とは、その業務からの撤退を意味します。ただし医療施設の場合は、企業活動とは違って、リスク回避をしたくてもできないこともあります。

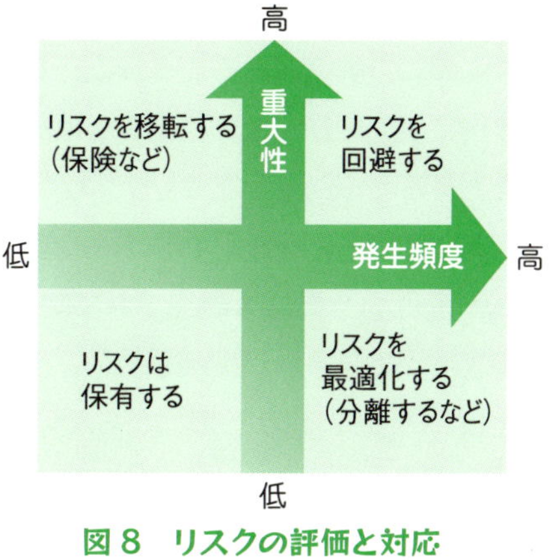

図8　リスクの評価と対応

4）リスク費用算定

4つのグループをまとめて、リスク管理の費用は全部でどのくらいか、全体活動とのバランスを見て、費用を最終的に決定します。

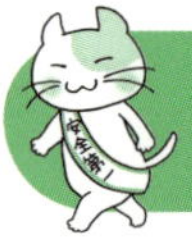

一人ひとりがリスクマネジメントを！

医療組織のリスクマネジメントは、これまで幹部にならない限り、第一線の医療従事者は関わらないものでした。しかし個人レベルでは、生活するなかで全員がリスクマネジメントを行っています。同様に職場においても「組織の一員として」リスクマネジメントに関わり、学生のうちからそれを知っておくべきであるとWHOは提言しています。つまり誰かがリスクマネジメントを専門の仕事とするのではなく、一人ひとりがそれぞれのレベルでリスクマネジメントを行いつつ、全員で組織全体のリスクマネジメントの目的を共有するのです。

患者安全を脅かすリスクには、患者さんの転倒、誤薬、患者さんの取り違え、異物（ガーゼ）遺残など、さまざまあり、そのほかにも訴訟、風評被害、医療費踏み倒し、患者さんによる暴力行為、組織内の不正行為などがあります。患者安全のリスクについては、それらの発生をモニタリングするために、インシデントの報告制度があることはご存じでしょう。医療安全担当者は、報告された事例に優先順位を付け、重要な事例に対しては分析を行って、どのような対策を立てるかを決定します。

WHOカリキュラムガイドでは最優先すべき事例として、「警鐘事象（sentinel event）」という概念も紹介されています。予想外の死亡や身体精神への重大な傷害で、再発すれば深刻な結果に至る可能性の高い事象を指します。簡単に言えば、「絶対に起こしてはならない事象」のことで、患者さんの取り違えや血液型不適合輸血などがその例です。sentinelとは、軍隊用語で「見張り番」とか「歩哨（ほしょう）」という意味ですが、こんなことが起こったら一事が万事、重大事態ということです。

リスクマネジメントに関する会議は、組織内で定期的に開催されており、インシデント報告から、リスクに対応する検討が行われ、フォローアップ措置を決定します。私たちには組織の一員として、そのメンバーとなったり、オブザーバーとして参加することが求められています。百聞は一見にしかずです。こうした組織の取り組みは、誰もが知らなければなりませんから、リスクマネジメントに関する会議への参加体験はまず重要です。自分の組織がどのようにリスクに対応しているか、誰が中心となって行われているか、何か起こったときには誰に相談すれば良いかがわかるからです。WHO カリキュラムガイドでも、地位の高い人のなかで相談できる人を明確にしておくことが重要であるといっています。

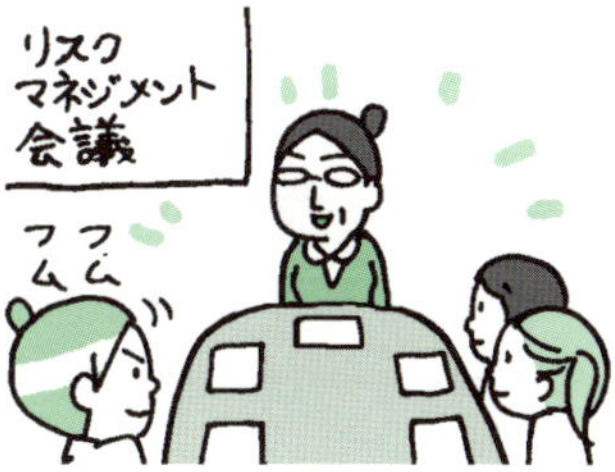

医療従事者に求められること

日本では、医療従事者の資質については、国家試験で知識を中心にして認定され、そのほかの診療に対する態度などは個人の良心に任されています。しかし、世界的には、医療従事者の個人的能力を決定する「診療やケアへの臨床適性（fitness to practice）」という重要な用語があり、医療従事者として備えておくべき資質がリストアップされています。WHO カリキュラムガイドでは、次ページの「診療やケアへの臨床適性」のように述べています。

さらに能力不足だったり非倫理的行動をする、医療専門職としてふさわしくない同僚について、患者さんの安全を確保するために報告しなければならないと述べています。

人のために尽くす医療従事者である以上、職場での行動が倫理的であるべきなのは言うまでもありません。また、疲労やストレスが、仕事をする上で大き

WHO カリキュラムガイド **診療やケアへの臨床適性**

・倫理的であること
・自分の健康を心身ともに維持すること
・正確かつ完全な医療記録を残すこと
・患者有害事象発生後に患者さんや家族に適切に対応すること
・苦情に対応すること
・説明責任を果たすこと

な影響を及ぼすことは明らかです。看護師の勤務時間では、シフトが12時間を超えたり、1週間40時間を超えた場合に、エラー発生のリスクが有意に増大します。そして長時間の勤務よりも、睡眠不足のほうがストレスやうつ病につながるという確かなエビデンスや、断眠によりアルコール中毒と類似の症状が引き起こされるという研究結果があります。医療従事者は、まず自己の健康管理を行わなければならないのです。

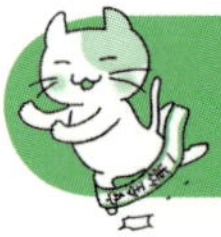

苦情をチャンスにする

医療における苦情とは、患者さんや家族などが提供された医療サービスについて不満を表明することです。ケアや診療に関わる苦情対象として、誰でも名前が挙がる可能性があります。人のために尽くしたいと思って入った職場で、苦情で名前が挙げられると、怒りや防衛などの感情を抱くのは自然ですし、苦情は不当であると考えたくなります。

しかし、苦情は自分自身の業務を改善し、患者さんやその家族と医療チームとの信頼関係を回復する絶好の機会となる、とWHOは指摘しています。コミュニケーション不足などの問題点が、苦情によって明らかにされることが多いからです。

苦情に対処することが、職務上の信頼を維持するのに役立つだけではなく、医療従事者の自己評価を促し、医療行為の水準を高く維持し、訴訟の頻度を減らすことが知られています。苦情を受けるのは気分の良いことではありませんが、それは能力に問題があったり、悪い人間であることに直結するものではないのです。ただし、医療組織として苦情を受けた場合には、診療適性や医療水準に問題がなかったか、個別の調査を行うことになります。その結果、システムに関連した問題や、医療従事者個人として職業上の責任を果たしていなかったことが明らかになる場合もあります。

医療従事者としての責任ある行動を

すべての医療専門職は､それぞれの立場で責任ある行動が求められています。私たちは担当患者に対して責任を負います。責任とは地位の高い人だけが負うものではありません。有害事象を防止するために、各個人が診療やケアについての説明をする責任があるのです。

そして、一人ひとりが診療適性を身に付け、職業人として成長することが求められています。診療適性から派生する、臨床リスクの管理方法を以下にまとめます。

医療従事者が身に付けたい臨床リスク管理法

・職場にあるリスクを報告する方法を身に付ける
・正確かつ完全な医療記録を残す
・地位の高い適切な人に支援を求める方法を知っておく
・リスクマネジメントに関する会議に参加する
・有害事象の発生後に患者さんと家族に適切に対応する
・苦情に適切に対応する
・自分自身を職業人として管理する
（診療適性を身に付け、疲労やストレスを管理する）

Topic7 Using quality-improvement methods to improve care

（品質改善の手法を用いて医療を改善する）

ケアの質を高める方法を知ろう

質改善の手法は、医療以外の産業、たとえば製造業などでは、何十年も前から用いられてきました。より良いものを作りながらコストを下げ、生産性を上げることが目標です。患者さんのアウトカムをより良いものにするためには、医療のシステムがうまく機能するように進化させなければなりません。医療の質を改善するという考え方は比較的新しいのです。

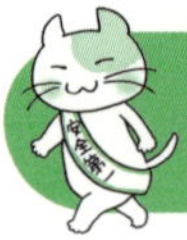

組織力を向上する

エドワーズ・デミング（WE. Deming）は、第二次世界大戦後の日本で、統計学的手法を元にした質の改善方法を指導し、世界的に有名になりました。その考え方は、適切なマネジメントによって組織力を向上させると、コストが削減でき、継続的な改善に結びつくというものでした。システムのマネジメントを変革するには外部からの視点が重要であると指摘し、彼はそれを深遠なる知識と呼んで、システムの理解、ばらつき（variation）の理解、知識の理論、心理学の４要素に分けました。

1．システムの理解

デミングは製造業で改善の科学を指導しました。これを医療分野に適用させるには、医療とは、医療従事者・手技や機器・組織文化・患者さんなどが相互に作用しあう複雑なシステムであることの理解が必要となります。そして、ある特定の対象のみに目を向けるのではなく、システム全体の一部として考えます。

2．ばらつきの理解

「ばらつき」とは類似した複数のものの間で認められる差のことです。たとえば製造業ならば、同じ製品でもそれぞれ寿命が違ってしまうというような差であり、医療では病院によって手術の成功率が違うなどといったことです。また、患者さんのアウトカムは、チーム、病院、地域、国などによっても大きく異なってきます。このばらつきの範囲と原因を知るためには、各種の統計的な方法が必要です。

3．知識の理論

システムに変更を加えたら、変更後の結果の予測が必要になります。対象領域について豊富な経験と知識を有する専門家によって提案された変更ほど、真の改善につながる可能性が高くなります。しかし、知っていることが現実のすべてではなく、知らない現実もあるという知識の限界も知っておかなければなりません。

4．心理学

人の心の働きを知ることですが、人間同士の相互作用だけでなく、人間とシステムとの相互作用にも関連しています。心理学の知識は、人々が変化に対してどのように反応するか、変化に抵抗することがあるのはなぜかを理解するのに役立ちます。たとえばインシデント報告システムを導入した場合、それに対して人によってまったく異なる反応がみられることがあります。

しかし、恐るべきことにデミングは、「自動車が走る仕組みを知らなくても運転はできるので、こうした要素を深く理解しておく必要はない」とまで言い切っています。つまり、上記の４要素を覚えるよりも重要なのは、「医療のシステムを改善する方法が存在する」という事実を知っておくことなのです。

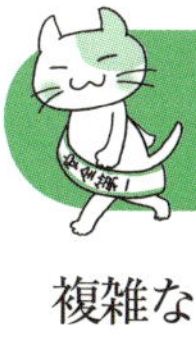

「改善モデル」の基礎

複雑なシステムを、人間を含めて改善するには、多くの要素を考えなければなりません。チームメンバー全員が参加し、リーダーシップが発揮されることが必要でしょう。ある一部だけでなくプロセス全体を見渡すこと、結果については消費者（患者さん）の視点から評価することも必要でしょう。

一般的な改善モデルは、最初の質問段階と、PDSA（plan-do-study-act；計画－実行－検証－対処／行動）と呼ばれるサイクルで構成されます。

質問段階は重要な出発点なので、ここを明確にしておかなければなりません。

1．達成しようとしていることは何か

2．変更が改善につながったことをどうやって判断するか

3．改善をもたらすためにどのような変更を加えることができるか

図9のPDSAサイクルは、計画（plan）から始まって対処（act）で終わりますが、そこで完全に終わりになるわけではなく、次のサイクルの出発点となります。PDSAサイクルは継続するものです。このサイクルは、診療所での待ち時間の短縮、手術時の外科的感染症の発生率の減少、術後入院期間の短縮など、多くのプロセス改善に適用が可能です。

ここに挙げたように比較的簡単な場合もありますし、複雑な場合もあります。また試行錯誤で終わることもあり得ます。こうした活動を正式に実行するためには、詳しい文書を作ったり、チームミーティングに多くの時間をさかなければならず、はっきり言って手間がかかります。さらにPDSAサイクルは、実際に改善を達成して維持できるようになるまで、何度でも繰り返す必要があるのです。

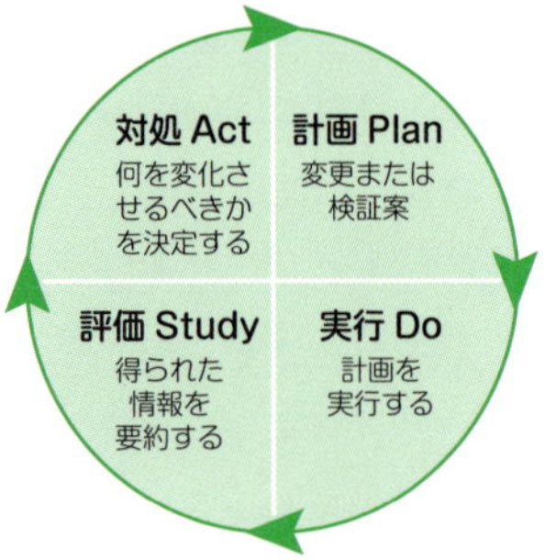

図9　PDSAサイクル

WHO患者安全カリキュラムガイド 多職種版. 大滝純司. 相馬孝博監. 東京医科大学医学教育学・医療安全管理学. 2012. 178. 図B.7.2.

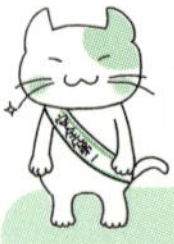

PDSA（plan-do-study-act）の実際

改善プロジェクトは次のように進めます。

1）チームを編成する

改善活動を成功に導くためには、ふさわしいメンバーを集めることが重要

です。チームの規模と構成は、チームの必要に応じて、さまざまになりますが、関係する職種のみならず、患者さんを加えることもあり得ます。

2）改善プロセスの目標と目的を設定する

目的は、達成時期が明確で、かつ評価可能なものとしなければなりません。そうすることで、チームの人員と労力を集中させることができます。

3）変更の評価方法を決定する

特定の変更が実際に改善につながったかどうかは、定量的な評価が必要です。ここで新しい情報が得られれば、変更の効果について精度の高い予測が可能となるので、この段階は重要です。

4）変更の内容を選択する

変更は必要ですが、どのような変更でも改善が得られるわけではありません。チームは、最も改善が得られる変更を選ばなければなりません。ここまでが計画（Plan）です。

5）変更を検証する

その後、小規模の変更を実行（Do）し、その結果を検証（Study）します。

6）変更を適用する

検証で得た知識に基づいて対処（Act）します。PDSAサイクルは、実際の業務環境に加える変更を検証するための一連のプロセスです。それぞれの検証から学びつつ、このサイクルを何度か繰り返して、成功のエビデンスを蓄積します。

7）変更の対象を広めていく

試験的な変更の適用がうまくいったら、その変更を組織全体やほかの組織に広めることができるようになります。

改善につながるチェンジ・コンセプト

チェンジ・コンセプト（Change Concept）とは、「改善につながる変更のアイデアを刺激する考え方で、利点と科学的な妥当性がはっきりしているもの」と定義されます。難しい言い方をしてしまいましたが、私たちは日常生活のなかで直感的に行っています。たとえば寝坊しがちな習慣に対して、「この状況を改善するのにはどうしたら良いか」と自問するようなことです。

医療チームとしては、問題点を改善する例として、ガイドラインの利用があります。たとえばWHOの手指衛生ガイドラインをみんなで守れば、医療従事者の手指を介した感染を減らせると予測できます。ただしチェンジ・コンセプトの内容が抽象的である場合には、文献やエビデンスによる裏付けが必要となります。

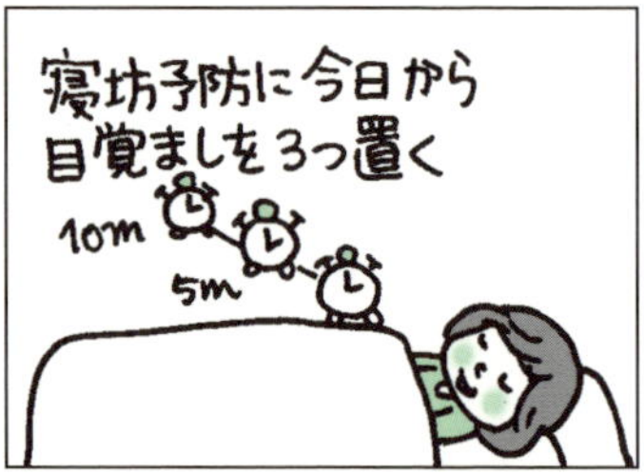

チェンジ・コンセプト

「改善」の評価方法

より良い治療成績を上げるために、次々に新しい薬剤や機器が導入されます。それが本当に良いものなのか、単に医療従事者がそう信じているだけなのかは、研究の評価で明らかにされなければなりません。臨床的な有効性を評価する上では、ランダム化比較試験が、主観とバイアス（ゆがみ）を排除して、現在のところ最も科学的な方法です。薬剤などの有効性については、この試験が必ず行われて、エビデンスが作られます。必要に応じてできるだけ多くの情報を集めなければならないこともあり、また結果を得るまでに長期間を要することもあります。

その一方で、プロセス改善の評価はどうでしょうか。研究評価が新しいエビデンスを得ることに対し、プロセス改善は日常業務に新しい知識を導入することが目的です。検証方法はランダム化比較試験ではなく、観察可能な小さな検証の繰り返しです。情報は、次のサイクルを実施するのに足るだけのものが必要とされます。結果を得るまでの時間は、短いだけではなく、小規模な検証によって改善のペースが加速されることもあります。

改善活動で用いられる評価は、アウトカム・プロセス・バランシングの3つです。

1）アウトカム評価

医療の結果の評価です。具体例としては、有害事象の発生頻度、予期しない死亡の発生件数、アンケートによる患者満足度などが挙げられます。

2）プロセス評価

システムがどのように機能しているかを評価します。具体例としては、救急外来で診断されてから入院するまでの時間、手術時にガーゼを数えた回数、ICU（集中治療部）が満床となった日数などが挙げられます。

3）バランシング評価

変更があったことで別の問題が生じないようにするための評価で、サービスや組織を異なる観点から検討します。具体例としては、特定の患者集団の入院期間を短縮させようとする場合、退院患者に体調管理の方法をていねいに教育して再入院率を抑えることなどが挙げられます。

改善手法の例

1. 臨床実践改善（CPI：clinical practice improvement）法

CPI 法は医療用に開発されました。日本ではあまりなじみがありませんが、医療のプロセスと結果を詳しく調べて医療の質を向上させる手法です。ターゲットを決め「試してみながら考えて良くしていこう」というやり方で、5 段階あります。実践例としては、WHO カリキュラムガイドに、オーストラリアの「結腸切除術からの早期回復プログラム」が掲載されています[1,2]。

1）計画

チームとして何を達成したいのかを検討しますが、患者さんは常にチームの一員と考えます。目的に加え、任務の概要や行う可能性のある評価を決定し、文書化しておきます。

2）診断

実際に存在する問題であっても、変更する有益性が極めて小さく、修正するに値しないものもあるので、その問題に関する情報をできるだけ収集して、その解決策も含めて検討します。後で述べる管理用特性要因図が使われます。

3）介入

問題点は明らかになり、解決策も検討されているので、提案された解決策に対して、試験的に PDSA サイクルを適用します。変更の結果を検討して、解決策が継続的に機能するようにします。

4）影響・適用

介入によって何が変わったかの結果を評価して記録します。変更に真の効果があったと主張するためには、その変更による影響をすべて評価しなければなりません。どのような良い結果でも、偶然で得られたかもしれないからです。

5）維持・改善

ここで求められるのは、持続させるためにはどうしたら良いかをチームで検討し、合意することです。ある時点で改善できていても、それを維持するための計画がなければ、いずれは破綻してしまうからです。そのため既存のプロセスの標準化や、手続きやガイドラインの文書化などが行われ、さらにスタッフの教育などの作業が必要となる場合もあります。

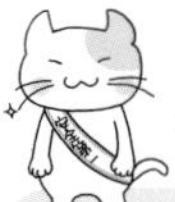

2. 根本原因分析法（RCA：root cause analysis）

「起こったことから考えて良くしていこう」というやり方です。詳しいやり方は Topic 5 をご覧ください。報告制度でさまざまなインシデントがあがってきますが、そのなかで重要と考えられるインシデントを選び出し、チームで検討します。インシデントを後ろ向きに多角的に検討し、同時に周囲の状況にも目を向ければ、類似のインシデントの発生を防止することができるのです。ただし対策案を立てるに当たっては、問題となった根本原因すべてに対して、具体的かつ現実的に実行できるものを挙げ

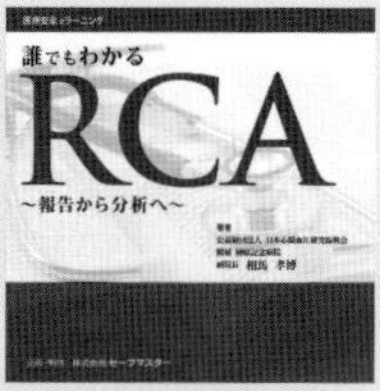

【参考 CD-ROM 教材】
相馬孝博．誰でもわかる RCA ～報告から分析へ～．(http://www.safemaster.jp/rca/rcapage.html)

る必要があります。さらに大まかな実施期間と責任者を決めておかないと、絵に描いた餅になってしまいます。そのため、WHO カリキュラムガイドでも、RCA を実施するには、管理者を含めた組織の支援が絶対に必要であると言っています。

3. 失敗モード影響分析法（FMEA：failure mode effect analysis）

「起こる前に十分考えて良くしてから始めよう」というやり方です。システム内で発生しそうな不具合を事前に予測し、その発生を未然に防ぐ、という考え方で、言わば、転ばぬ先の杖とも言える方法です。1）リスク評価、2）実践、3）（結果）評価、という段階がありますが、実践・（結果）評価の２段階はほかの改善手法ともほぼ共通です。

リスク評価の考え方がわかれば、FMEA は難しくありません。一言でまとめれば、失敗を「重大さの程度で順位付け」するのです。まず問題とするプロセスのなかで、どんな失敗が起こりうるかをすべて洗い出し、それがどのくらい重大で、どのくらいの割合で発生しそうで、どのくらい発見しにくいか、の３つについて数値化します。重大なものほど、よく起こるものほど、発見しにくいものほど高い数字にして、ついでにこの３つの数字をかけ算して、表にして書き出します。この表ははじめは失敗ごとに並んでいますが、かけ算の結果の列を選択して、大きいもの順に並べ替えます（ソートします）。そうすると最も危険性の高い順に失敗が並ぶことになり、いちばん危険なものから対策を立てることができます。

WHO カリキュラムガイドにはありませんが、米国の医療機能評価機関であるジョイント・コミッション（The Joint Commission; TJC）の方法を提示します。

1）高リスクのプロセスを選んで、分析チームを編成する

チームメンバーには、その現場においてある程度の経験が必要です。

2）プロセス全体を図解し、どのような段階があるかをはっきりさせる

最終的にはプロセスは細分化されますが、はじめは業務の大きな段階を書き、次にそれを分割するようにします。

3）ブレインストーミング法により、起こりうる失敗の可能性（失敗モード）を列挙し、患者さんへの影響度を数値化する

各段階で何がうまくいかないのか、人間・機器・方法・環境・リーダーシップ・コミュニケーションなどの観点から失敗を網羅的に洗い出します。エラーパターンのリスト（対象・順番・時期・時間・距離・方向・速度・強度などの間違い）をみながら、あるいは過去の経験例も参照して、可能な限り列挙します。数値化の実際ですが、3段階でも、5段階でも、10段階でも構いません。数字が大きいほど影響が重大であることを意味し、つまり最高点では患者死亡となります。数値はいくらでも細かくできますが、数値の絶対値に意味があるわけではなく、ほかの失敗モードと差別化して、順位付けすることが目的なので、だいたい5段階もあれば十分です。

4）失敗モードに優先順位を付ける

それぞれの失敗モードで、発生頻度はどのくらいかを全員で考えて、数値化します。これも何段階にしても良いのですが、たとえば数年に1回以下から、毎週1回以上起こりうるまでを5段階くらいに分けます。そしてそれぞれの失敗モードが発見できない（検知されない）可能性も数値化します。発見が難しいほど高い得点になります。医療の場合は、簡単、やや難しい、難しい、の3段階くらいでも十分でしょう。これで各失敗モードに、影響度、発生頻度、検出可能性の3つの数字が付けられ、これらの数字を掛け合わせます。足し算をしても良いのですが、失敗モードを総計点数として並べ替えしたいので、かけ算のほうが、数値が散らばってわかりやすいのです。失敗モードごとに、かけ算した結果の数字も含めた「大きな表」ができあがったところで、かけ算の結果の列を選択して、大きなものから順番に並べ替え（ソート）します。そうすると最も重大な失敗モードがいちばん上にくることになり、優先して対策を立てなければならない失敗がはっきりします。ただし上位のものの点数が下位のものの数倍であったからといって、危険性が数倍あるわけではありません。あくまで点数によって「客観的に」順位を付けることが目的で、これがFMEAの本質です。なお、かけ算の結果は、リスク優先数（risk priority number：RPN）と呼ばれます。

＊RPN＝影響度×発生頻度×検出可能性

5）失敗モードの根本原因を確かめる

それぞれの失敗モードを起こす要因のうち、何が最も近いと考えられる原因かを考察し、それらを除けば再発は防ぎうるのかを検討します。結果の大多数は少数の原因によって発生しているという経験則から、上位10～20％

の失敗モードへの対策立案により、全体の過半数の問題点がカバーされると言われています。

6）プロセスを再設計する

発生させたくない失敗モードが起こらないようにプロセスを変更しますが、誰が変更に関与すべきかも考えます。事故防止策は、お金や人手を投入しなければなりません。小手先だけの対応にならないように、組織の幹部のバックアップが必要です。

7）新しいプロセスを分析し評価する

変更後に、うまくいっているかどうか、誰が何をどのくらいの頻度で測れば良いかを考えておきます。

8）再設計されたプロセスを導入して監視する

新しいプロセスを実際に導入し、さらなる改良が必要とされるかを監視します。

業務が複雑で多数の要素を検討しなければならないときは、個人よりもグループで取り組んだほうが問題解決は容易です。FMEAは、まさにチームで取り組む活動で、影響度、発生頻度、検出可能性の３つの数値化は、チームの合議で決定されます。互いの意見を尊重しあった協調的な議論で生まれた決定は、個人や多数決による決定と比較して、一貫してすぐれたものとなることが知られています。Topic 4でもありましたが、効果的なチームは、作業の目標を整理し、異なる意見を自由に表明でき、互いの意見に耳を傾けて、問題点を多角的に検証できるのです。

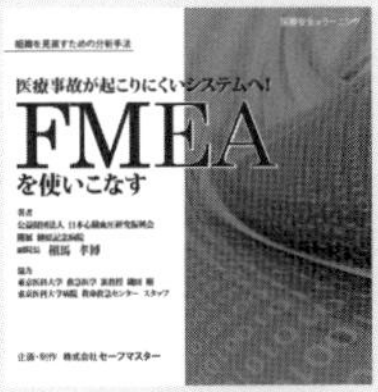

【参考 CD-ROM 教材】
相馬孝博．医療事故が起こりにくいシステムへ！FMCA を使いこなす．
(http://www.safemaster.jp/rca/fmeapage.html)

問題点を「見える化」するツール

質改善の七つ道具などの名前で７種を挙げることが多いですが、絶対的なものではありませんし、WHO カリキュラムガイドもそのいくつかを紹介しているだけです。これらの手法のポイントはただ１つ、「見える化」することにあります。数字のままだとわかりにくいものでも、図やグラフにすることによって、誰にでも直感的に理解することができます。問題点がわかりやすくなると同時に、説明も容易になるのです。どの図やグラフを使うか、という決まりはありませんが、それぞれのツールの特徴を押さえて、最も適したものを選択する必要があります。以下に5つの方法を紹介します。

質改善活動に使用されるツール（道具）

1）特性要因図（cause and effect diagram；石川の魚骨図）

質改善の手法のうち、日本人が創案した特性要因図は、まず最初に知っておきたいものです。化学工学者の石川馨博士は、多くの要因を系統的にマッピングする手法を考えました。結果に対して特に影響力の強い要因が、わかりやすく図示され、全体の形が魚の骨のようになるので魚骨図（fishbone diagram）とも呼ばれます。今から半世紀前の日本製品は世界から、安かろう悪かろうという評価を受けていましたが、特性要因図をはじめとする質改善手法により、日本製品の品質は非常に向上し、メイドインジャパンは高品質の代名詞となったのです。

この特性要因図では、用語と種類を正しく理解する必要があります。

・特性とは「ある業務の結果」を言います。

・要因とは「結果に対して影響力のある事柄」を言います。

特性要因図とは、結果に対して影響のある事柄を、因果関係の可能性の観点から系統的に並べた図のことです。漏れなく重複なく、階層構造で整理することにより、数多い要因もわかりやすくなるのです。

特性要因図（図10）には、管理用と解析（分析）用の2種類があり、似ているようでも、作る際の考え方がまったく違うものです。ここが要注意です。

管理用特性要因図は、ある結果（特に失敗など）を起こさないように「予防的に」管理するために作成します。そのために現在の知識と経験を用いて、あ

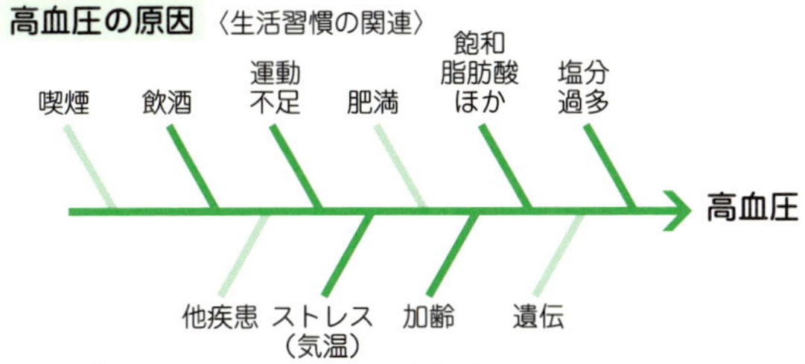

＊管理用特性要因図では、すべての原因を挙げて管理する。
＊解析用特性要因図では、ある人の高血圧の原因を分析する場合、遺伝的要因がなく、他疾患もなく、肥満でなく、喫煙者でもなければ、これらの骨はなくなる（━）。

図 10　特性要因図

りとあらゆる可能性を列挙して、管理しなければならない要因を並べていきます。したがって、結果に対して可能性のある要因の数は、大変多くなります。魚骨としてみると、結果である魚の頭へ向かって、骨（要因）の数の多い図が描かれることになります。

その一方で、解析（分析）用特性要因図は、ある結果（特に失敗など）が起こってしまった場合に「事後的に」作成されます。その目的は「原因として疑われる候補」を明確化し、その対策を立てることです。ここで原因とは「管理が不十分な要因」を指し、要因のなかで適切に管理されていないために、まずい結果を引き起こした事柄を言います。見た形は同じになる魚骨の絵ですが、魚の頭から、骨をさかのぼるような形で作られることになります。この特性要因図では、要因として挙げても、十分に管理されていれば原因にはならないので、最終的には書き出す必要はありません。したがって、現場における可能性がまったくなければ、その部分に当たる骨はなく、骨の数が少ない図になります。RCA（根本原因分析法）で最後に作られる図は、後者のほうです。

2）フローチャート

日本語では、流れ（フロー）図（チャート）です。プロセスの各段階を矢印で結んで表現することにより、プロセスのなかで何が行われているかが理解しやすくなります。書き方は、コンピューター分野で非常に発達していますが、その基本は、単純な四角形で表す「処理または活動」と、ひし形で表す「判断」を、時間の流れを矢印でつないで表します（図11）。特に複雑な医療システムの場合、問題となっているシステムの各部分がどのように組み合わさっているか、現場の担当者だけが把握していると責任範囲が不明確になります。フローチャートを作ることにより、プロセス全体が視覚化されて、わかりやすくなるのです。さらにはプロセスの特徴や欠陥、特に（ビンの首のように）細く詰まりやすい場所を意味するボトルネックを発見することもできます。したがって、フローチャートの利用で、プロセスに参加する医療職や患者さんが同じ情報を共有できる利点のほか、プロセスにとって不利益な事態を特定することもできます。この考え方をもっと詳しく発展させたものがパス（pathway）と言えます。

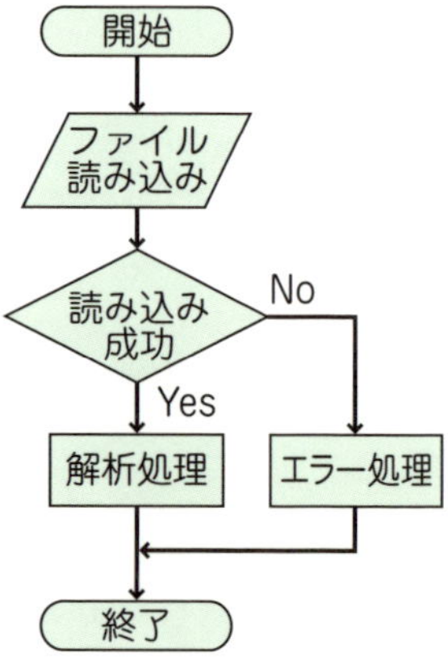

図11　フローチャート

3）パレート図

イタリアの経済学者パレート（V.F.D. Pareto）の報告をもとに、品質管理学者ジュラン（J.M. Juran）が「重要な少数が結果の多くを支配している」ことを「パレート原理」と名付けて説明しました。難しく考えなくても、2対8の法則などと呼ばれ、日常生活でよく見られる現象です。宴会で2割の酒飲みが、全体の8割の酒を消費する、と言えばわかりやすいでしょうか。つまり大半の問題は少数の原因により影響を受けていることから、対象となった問題に優先順位を付け、順序を明示する方法です。具体的には棒グラフで問題の大きなもの順に並べます。続いて折れ線グラフで、累積比率を示せば「何が」全体に「どれほどの影響があるか」がわかります。そうすることにより、チームはどこに最も労力をかけるべきか、対策の重点方針を決めることができるのです。宴会の例ですと、一人ひとりが飲んだ酒の量が多いもの順に並べます。10人の宴会で 20 本のビールが消費されたとして、多い順に、A：4 本、B：3 本、C：3 本、D：2 本……として棒グラフを書きます。続いて棒グラフの点を、A:20%、B:35%（前の人の分を加えて）、C:50%、D:60%～と打っていくと、3 人で全体の 50%のビールを飲んだことがわかります（図 12）。

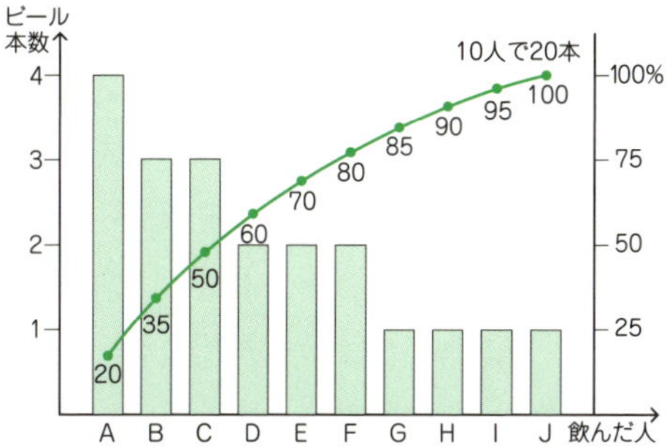

図 12　パレート図

4）ランチャート

グラフはデータを視覚的に表現して、比較や変化を把握しやすくするもので、棒グラフ（量を見る）、折れ線グラフ（変化を見る）、円グラフ（割合を見る）など、いろいろなものがあります。ランチャートは、折れ線グラフで、特に時間軸に対するプロセスの変動を示すものです（図 13）。収集データを時間を追って示すことにより、加えた変更が改善につながったのか、あるいは偶然だったのかを判断する手がかりになります。またランチャートを見て、データの値が連続して低下または上昇すれば、全体の傾向としてとらえることができます。

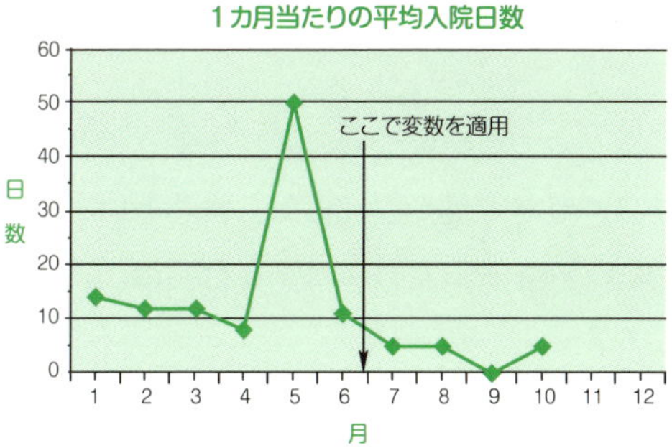

図 13　ランチャートの例

WHO 患者安全カリキュラムガイド 多職種版．大滝純司．相馬孝博監．東京医科大学医学教育学・医療安全管理学．2012．186．図 B.7.7.

5）ヒストグラム

ヒストグラムは棒グラフの一種で、データ集団の「ばらつきの分布」状態を図にします。横軸にデータ範囲をとり、縦軸に度数をとります。横軸はデータ範囲をいくつかに分けて区分化し、縦軸は各データ範囲に納まるデータの個数を柱の高さで表します。学校のテストは思い出したくないかもしれませんが、得点ごとに人数を並べた図になります。10点が14人、20点が21人……70点が72人といちばん多く、100点が2人とすると、図14のようになります。ヒストグラムでは、一般的な形状は中央値が高くなり、中央から離れるに従って低くなります。このテストでは、高得点者が非常に少ないことがわかります。

質改善の活動では、改善を得るためには、全体的に良くするだけではなく、ばらつきも小さくしなければ、十分に管理していることになりません。ヒストグラムを見て、その幅を小さくすることも重要なのです。この数学テストでは、低得点者への対策が必要になります。

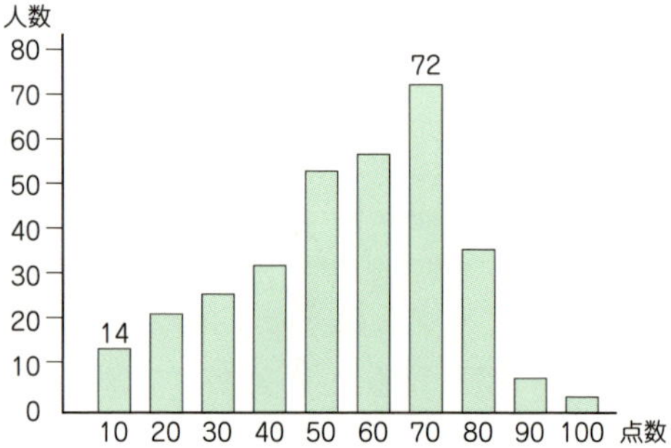

図14　ヒストグラム

以上のような質改善の手法を使うことによって、患者さんへの医療が改善され、エラーが最小限に抑えられるというエビデンスが存在します。医療を持続的に改善させるためには、私たちは、こうした手法をチームで活用しなければなりません。

【参考文献】

1) WHO 患者安全カリキュラムガイド 多職種版　大滝純司．相馬孝博監．東京医科大学医学教育学・医療安全管理学．2012．181．

2) WHO 患者安全カリキュラムガイド 多職種版　大滝純司．相馬孝博監．東京医科大学医学教育学・医療安全管理学．2012．185．図B.7.5．

Topic8 Engaging with patients and cares
（患者や介護者と協同する）

患者さん・家族を巻き込もう

患者さんやその周りの人も医療チームの一員なのですが、診療を受ける立場にいると、する人（＝医療従事者）とされる人（＝患者さん）と分けて考えがちです。患者さんにチームの一員であることを積極的に自覚してもらうためには、私たちから働きかけなければなりません。

本項のポイントは、患者さんや家族・介護者にいかに医療に参加してもらうか、悪い話を患者さんや家族に伝えいかに理解してもらうか、の２点なのですが、その前に「医療従事者も患者さんも相対的存在である」ことの理解が必要です。

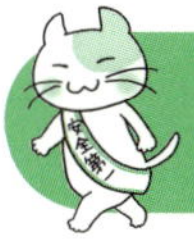

自分の考えは「絶対ではない」（文化能力とは）

人間はみな、宗教的・文化的背景が違うことを意識しなければならないのですが、この文化の違いを理解する能力を「文化能力」(Cultural Competency)と言います。まず医療従事者が自分自身の文化的な価値観を相対化しておくことが重要です。ほとんどの医療従事者、特に医師は、エビデンスをもとに「科学的な」「正しい」診療を行っていると信じていますが、実はそれは絶対的な真実とは限りません。科学的な真実であっても変遷していくものなのです。

ヘリコバクター・ピロリ感染を例にとれば、WHO は 1994 年に胃がんの発がん因子であると認定しましたが、数十年前の医学的常識では、感染とがんの発症は無関係であるとされていたのです。まず、今の自分の考えは「絶対ではない」ことを認識しなければなりません。そうしないと自分が最善と信じた選択肢を、患者さんが選ばなかった場合、一方的に「患者さんが悪い」と決め付けてしまうことになります。

医療従事者同士でも、この常識が異なると、当然患者さんに害が及びます。患者さんを受け渡す際に、「医療の連続性」に注意を払う必要があります。患者情報の伝達はしっかりやっています、という声が聞こえてきそうですが、そこにときどき落とし穴があります。つまり病院であれ、診療所であれ、訪問診療であれ、医療従事者はそれぞれの場において、自分の診療やケアの体系をもっています。しかし患者さんは同じ医療環境にとどまるわけではありません。病院から診療所へと移る間に、患者さんは同じですが、違う価値観のなかを移動することになります。ちょっとした常識の違い、自分では当たり前と思っていたことが、実は当たり前ではなく、大きな違いを引き起こすもとになるのです。医療の連続性を保つためには、医療環境の違いも考えた上で、患者情報を伝えることが重要なのです。

医療における文化能力を身に付けるためには、以下の条件が必要とされています。

文化能力を身に付けるには……

・自分自身の文化的な価値観を認識する
・患者さんの文化的な相違点やリテラシー（読み書き能力）を認識する：背景の文化が違えば、コミュニケーションや行動様式などは異なる。具体的には、健康に対する認識、医療従事者との関わり方、診療やケアの計画がどのくらい守れるか、などが違ってくる
・患者さんの文化的背景に合わせた最適な医療を提供できるように業務内容を調整する能力と意志を身に付ける：社会経済的地位が低い人々は、受動的な態度をとる傾向があるので、こうした人々への対応力も含む

「インフォームド・コンセント」の本当の意味

すべての患者さんが同じように医療に参加してくれるわけではありません。自分の身体のことであっても、まるで人ごとのようにとらえ、「全部お任せします」と言う人もいますし、起こり得る可能性のすべてを聞いておかなければ気の済まない人もいます。文化能力の観点から、医療への参加の程度は患者さんによりさまざまであることはしかたありません。

患者さんや家族・介護者に医療に参加してもらうプロセスとして、最もわかりやすい例は、インフォームド・コンセント（Informed Consent；以下、IC）の取得でしょう。ICの取得はどこの医療機関でも行われていて、さらなる説明は不要かもしれません。しかしICには誤解されている面も多いのです。患者さんへの説明を意味する、「ムンテラ」という特殊な業界用語があります。ICとムンテラは同じなのでしょうか？　何か違いがあるのでしょうか？　いまだに使う人が多い隠語ですが、ドイツ語のムント（Mund；口）＋テラピー（Therapie；治療）が、もとになっています。この言葉は和製ドイツ語の傑作（？）で、実は本国ドイツでは使われていません。主に医師が患者さんに「口で治療する」ことを意味していますが、舌先三寸で治療するみたいに聞こえますね。

ICもムンテラも病状の説明を理解してもらうプロセスに見えますが、似て非なるものです。　昔はムンテラと言ったが、今はICと言うようになった、という言い換えではないのです。

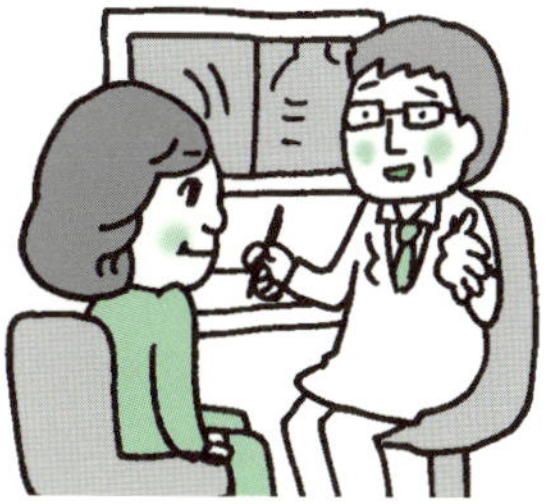

第1にIC（情報を与えられた上での同意）をするのは患者さんであり、ムンテラをするのは医師です。主語が違うことで、概念も異なります。「ムンテラしてこい」はあり得ますが、「ICしてこい」はあり得ず、「ICもらってこい」であれば一応筋は通りますでしょうか。第2にICは、説明を受

け（行き）、同意する（帰り）ので、情報が往復します。ムンテラは、説明をすることが目的で、患者さんからの反応は考えられていないので、情報の流れは一方向性です。双方向性でなければコミュニケーションとは言えません。

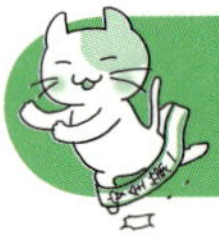

患者さんに伝えるべき情報は？

ICの際も含めて、患者さんが意思決定するために、私たちはどのような情報を提供しておかなければならないのでしょうか。

参考までに、WHOカリキュラムガイドの項目を以下に示しますが、今では手術説明や治験の際に、説明すべき項目の落ちがないようにチェックリスト化している施設も多いので、目新しい項目は少ないと思います。保険診療が原則である日本では、費用についての説明は省略されることも多いでしょう。2番目に挙げられている、診断や問題点に関する不確かさの程度とは、症状が多かったり基礎疾患があると、検討すべき情報が多くなって、それだけ診断を変更したり問題点を再検討したりする可能性が高くなるので、診断の不確かさも説明する必要があるのです。医療従事者の資格や経験などの説明を行っている施設はまだ少ないかもしれませんが、WHOは提供するべき情報として挙げています。

患者さんの意思決定時に提供すべき情報

1）診断と主な問題点

2）診断や問題点に関する不確かさの程度

3）治療または解決策に伴うリスク

- 提案された治療法
- 期待される有益性
- 治療の開始時期
- 検討可能な代替案の有無
- 治療に要する期間
- その治療法の有益性

・必要な費用　　　　　・その治療を受けない場合のリスク
4）予想される回復期間に関する情報
5）診療やケアを提供する医療従事者の氏名、地位、資格、経験
6）必要となるサービスおよび薬剤が利用できる可能性と必要となる費用

患者さんとのコミュニケーション法

コミュニケーションは、行動することなくして良くなることはありません。伝えることができるのは、言語化した情報だけですから、いかにして双方向性のやりとりをするか、心をくだく必要があります。まして患者さんは見知らぬ場所におかれて、自分からはコミュニケーションをとりにくい状態なのです。

WHO カリキュラムガイドでは、米国ノースウエスタン大学によって開発された「SEGUE（セグエ）法」が紹介されています。「切れ目なく続けて」演奏することを意味する、イタリア語の音楽用語のセグエ（segue）に関連づけた命名です。SEGUE 法には、以下の５段階があります。

1．お膳立てをする（Set）
2．情報を引き出す（Elicit）
3．情報を伝える（Give）
4．患者さんの考え方を理解する（Understand）
5．接触を終える（End）

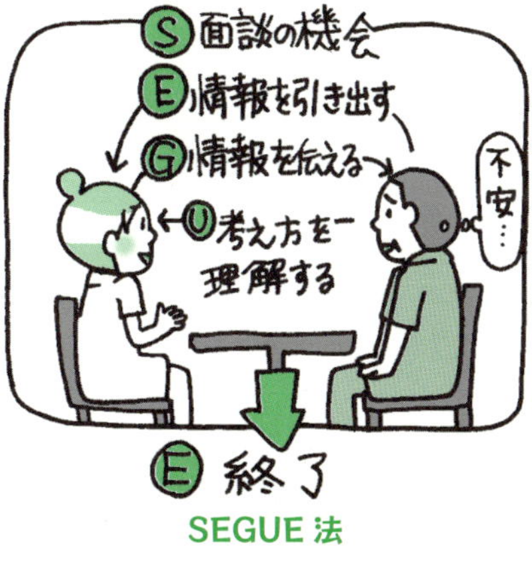

SEGUE 法

面談の機会を設定し（S)、患者さんの言うことを傾聴し（E)、医療従事者側の情報を提供し（G)、患者さんの考え方を理解して（U)、

終了する（E）プロセスです。このほかには、後述するSPIKESなどがあります。

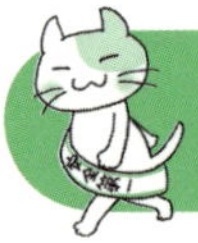

患者さんに「悪い治療結果」を伝えるには

医療は、いつも最善の結果をもたらすものではありません。治療の結果についてパーセンテージで説明されても、多くの人は自分に都合の良いようにしか受け取れないものです。悪い話には、当初から予想された合併症や副作用などと、医療従事者側もあまり予測していなかった医療事故とがあります。しかし、この２つをはっきりと区別することはできません。

思い通りの医療の結果にならない場合は、多々あります。重要なこととして「医療の提供は結果の保証をしているものではない」ということです。少々面倒な法律用語で言えば、「請負契約」と「準委任契約」の違いになります。つまり、請負契約では、建物を建てたり、何かの製品を渡したりする際には、できあがり時の状態で引き渡すことを請け負っています。しかし、医療はできあがりを請け負っているのではなく、どのような診療を提供するか、という準委任契約なのです。ですから、ある手術を行うことを約束しても、その結果を保証しているものではないのです。あらかじめ、予測可能な悪い話は、話しておくことはできますが、すべての可能性を話すことはできません。多くの医療事故には、合併症も含めて医療従事者側も考慮していなかったことが多く含まれています。そのような場合に、患者さんや家族にどのように説明をしたら良いのでしょうか。

治療の結果が悪かったことを患者さんや家族に伝える方法については、多くの国で取り組みがされています。ただし、ここで言う「悪い治療結果」とは、当初から想定された不幸な転帰のことは指していません。

1）オーストラリアのオープン・ディスクロージャー

オーストラリアには、「オープン・ディスクロージャー（open disclosure）」と呼ばれる制度があります。disclosureは、もともと開示とか公開という意味ですが、さらに率直な「open」という一語が加えられています。これは重大なインシデント発生後、患者さんや関係者に、誠実で一貫したアプローチでコミュニケーションをとるプロセスを指します。その内容は、発生した事象に対して遺憾の意を表明する、患者さんに絶えず情報を提供する、類似インシデントの再発防止策の実施を含めて調査結果のフィードバックを行う、などですが、責任の所在を明らかにすることではありません。以下は、その重要な6原則です。

オープン・ディスクロージャーの6原則

- できるだけ早い適切なタイミングで率直なコミュニケーションを開始する
- 医療従事者側が不幸なインシデントの発生をはっきりと認める
- 医療従事者側が患者さん側に遺憾や謝罪の意を表明する
- 患者さんや家族が抱くであろう期待を妥当な範囲で想定しておく
- インシデントに関与したスタッフを支援する
- このプロセスにおいて守秘義務を守る

オープン・ディスクロージャーはプロセスですので、一度きりで終わるものではありません。それぞれの患者さんの個人的・文化的な違いを尊重し、患者さん側が質問しやすい状況を常に整えておく必要があります。

2）ハーバード大学の方針

ハーバード大学では、（不幸な医療結果に対する）開示の方針を定めています。

これは、準備、対話の開始、事実の提示、積極的な傾聴、主張の受け入れ、対話の結論、対話の記録という７つの段階で構成されています。

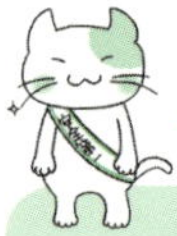

ハーバード大学における開示の方針

１）準備（開示の対話を始める前にすること）

・関連する事実をすべて見直しておく
・対話にふさわしい人物を選ぶ
・話し合いを行う環境を適切に選択する
・患者さんや家族が話し合いに参加する準備ができているか、患者さんや家族の理解度はどのくらいかを評価する

２）対話の開始

明確な言葉でゆっくりと話すように注意し、専門用語を使わずに事態の経緯を説明する

３）事実の提示

一通り話し終えたら、転帰について判明している事実と、その後のあらゆる対応についても言及する

４）積極的な傾聴

医療者は患者さんや家族の話を敬意をもって傾聴し、苦痛を受け止める

５）主張の受け止め

質問する時間を十分にとって回答する

６）対話の結論

対話の内容を要約した上で、フォローアップ計画を作成する

７）対話の記録

対話の内容を適切に記録する

3）SPIKES

SPIKESは、準備（Setting）、認識（Perception）、情報（Information）、知識（Knowledge）、共感（Empathy）、戦略と要約（Strategy and Summary）の6つの段階で構成されるコミュニケーションツールです。もともとは終末期患者への告知を支援するツールとして開発されましたが、より一般化して、意見が対立したときの対処や宗教的・文化的背景の異なる患者さんへの対応など、幅広い状況でのコミュニケーションに応用可能です。

SPIKES チェックリスト

第1段階：準備（S：Setting）

- □ プライバシーに配慮する：ほかの患者さんに話を聞かれてはいけない
- □ 重要他者（significant others）を同席させる：支えとなる人を同席させたほうが情報伝達のもれが少なくなる
- □ 腰をかけて話す：立ち話や机の端に座るようでは落ち着いて話を聞くことができない
- □ 傾聴の姿勢をとる：患者さんが話をしているときはさえぎらないことが重要

第2段階：認識（P：Perception）

- □ 患者さんの考えを把握する：患者さんが自身の状態をどの程度まで理解しているかをたずねる

第3段階：情報（I：Information）

- □ 開示すべき情報量を決定する：人によって必要とされる情報量や処理できる情報量は異なる

第4段階：知識（K：Knowledge）

- □ 患者さんの心の準備期間に配慮する：申し上げにくいのですが……など、前置きの時間をとる

第５段階：共感（E：Empathy）

- □ 患者さんの話から患者さんの現在の感情を特定する
- □ その感情を引き起こす原因を特定する
- □ 患者さんの感情とその原因を認識していることを患者さんに示す
- □ 患者さんが理解する時間を与え、黙って待つ：ただその場所にいて、患者さんに考える時間を与えることも重要

第６段階：戦略と要約（S：Strategy and Summary）

- □ 話し合いの終了時に内容を要約する：もしこの段階で新たな問題が浮上した場合は、改めて面談を設定する

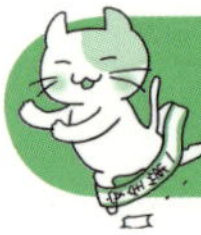

患者さんや家族・介護者と協同する

医療従事者が、患者さんや家族・介護者を医療提供におけるパートナーして扱い、互いに協力しながら診療過程を進めていくと、提供する診療やケアと患者さんの実体験との間の差がなくなり、患者さんの医療体験の改善につながります。そうすることで患者有害事象は減少するでしょうし、実際に発生したとしても、患者さんや介護者がその根本的な原因を理解できる可能性も高まるでしょう。また、患者さんや介護者との対立やコミュニケーションの問題によって、患者有害事象そのものより大きな精神的苦痛をもたらしてしまう場合もあります。医療従事者は、自分自身の文化的な価値観を相対化して、常に謙虚な姿勢で患者さんや家族・介護者に向き合わなければならないのです。

Topic9 Infection prevention and control
（感染の予防と管理）

感染をしない、させない

「見えないもの」を甘くみない

日本では、医療安全と感染制御は別々に進歩してきましたが、組織管理の観点からは、医療安全の一環として感染制御が存在します。

感染制御の歴史を振り返れば、病院内では手術中の感染をいかに減らすか、公衆衛生上では大流行にいかに対処するか、などが主な仕事でした。しかし感染症は絶えず変化し、肝炎ウイルスやヒト免疫不全ウイルス（HIV）などが出現するだけではなく、やっかいな多剤耐性菌も増加しています。医療関連感染（HCAI：health care-associated infection）とは「問題の感染症以外の理由で入院した患者さんが病院内で感染した感染症」を指します。病院内で感染したが退院後に発症した場合や、針刺し事故など、医療従事者に発生した職業的感染もこのカテゴリーに含まれます。HCAI は医療費を増大させるだけではなく、患者さんの苦痛を増大させ、また入院期間も長引かせます。今日の感染制御には、患者さんのみならず、医療従事者、ひいては地域住民を保護することも含まれ、また医療従事者が感染症の媒介者とならないような対策も必要となってきているのです。

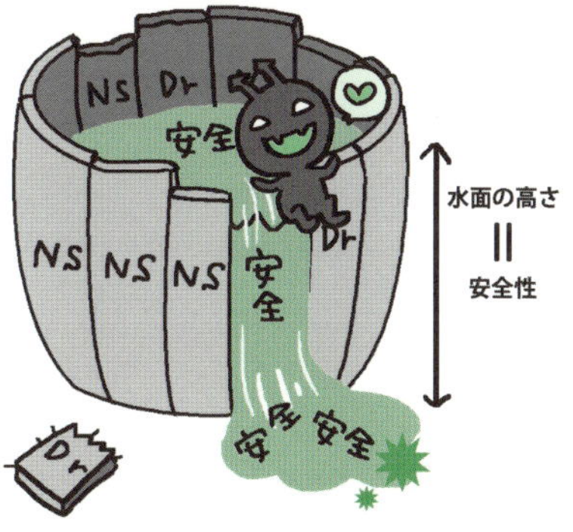

図 15　感染制御のレベルは低いレベルに揃う

感染症のもととなる細菌やウイルスは目に見えません。リスク認知心理学の観点から、人間は「見えないものを過小評価してしまう」「すぐに影響が表れないものも過小評価してしまう」という特性があります。感染制御は見えないものとの戦いであるため、関わる人々全員が共通のリスク認識をもたないと、感染制御のレベルは最低で揃ってしまいます。つまり１人でも手を洗わない人がいると、清潔度はそのレベルでとどまってしまうのです（図 15）。

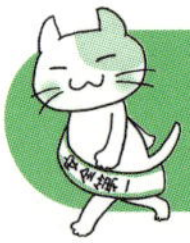

感染制御の基本的考え方

感染症を治療するために、抗生物質が開発され、感染症はコントロール可能になったかと思われたのですが、今日では耐性をもつ細菌が増加し、多くの抗生物質が無効となっています。MRSA（methicillin-resistant *staphylococcus aureus*；メチシリン耐性黄色ブドウ球菌）や VRE（vancomycin-resistant *enterococci*；バンコマイシン耐性腸球菌）をはじめとして、何種類もの薬剤耐性菌が病院内で検出されており、それらの治療が難しいのはご存じでしょう。また多剤耐性結核菌も、従来の標準的な結核治療薬がもはや効かなくなり、重大な問題となっています。いくら抗生物質を開発しても、必ず細菌は耐性を獲得してしまうのです。

人間そのものも皮膚には常在菌、消化管には腸内細菌が存在し、細菌とともに生きています。人間が生きていく限り、細菌感染はなくせません。そこで感染症にかかってしまう前に、感染症をできるだけ予防する方法が考案されてきました。汚染の防止、機器や環境からの微生物の除去、交差感染（病人から直接、または器物などを介して間接的にほかの人に感染する）の防止などです。HCAI を効果的に予防するためには、これらの手法を同時に使いこなす必要があります。

具体的な方法は、WHO カリキュラムガイドに概説されていますが、さらに詳しくは、WHO の手指衛生ガイドラインや、米国疾病予防管理センター（CDC：Centers for Disease Control and Prevention）のガイドラインをご参照ください（日本語訳もインターネット上で公開されています）。

また、HCAIが起こりやすいのは、術後や何らかの器具を装着している患者さんですが、多い順に、尿路感染症（通常はカテーテル関連）、手術部位感染症、血管内留置器具に関連した血流感染症、人工呼吸器関連肺炎の4種類が主なものとなります。これらだけでHCAI全体の約80%を占めます。医療従事者が感染予防対策ガイドラインを守って、患者さんをできるだけ早く退院させれば、感染の発生率を下げることが知られています。

そのため、感染対策としては、正しい手指衛生の手順を知ること、ガウン・手袋・エプロン・ゴーグル・シューズカバー・マスクなどの適切な個人防護具（PPE：personal protective equipment）を使用すること、決められた予防策を守ること、安全な廃棄物管理などの手順を守ることが重要になります。

HCAIの感染経路と各種予防策

HCAIの感染源は人間（患者さん・訪問者・医療従事者）の場合もあれば、周辺環境の場合もあります。感染が成立するためには、1)「病原微生物」が口や鼻などの、2)「感染経路」から、3)「感受性のある宿主」に侵入して定着・増殖して生体反応を引き起こすことが必要です。

1）感染経路

1．直接接触感染

血液や体液に含まれていた微生物が、粘膜や皮膚の切れ目（切創や擦過創）への接触を通じて、ヒトからヒトへ感染します。

2．間接接触感染

消毒が不十分な体温計などの器具を介して、微生物が間接的に伝播します。おそらく医療現場で最も多い感染経路であると考えられています。

3．飛沫感染

感染者が咳やくしゃみをしたとき、あるいは感染者の気道吸引時に、病原体を含んだ飛沫が発生し、人の粘膜面へと移動して感染します。飛沫感染はフェイスマスクの着用により防止することが可能です。

4．空気感染

空気中を長時間浮遊しても感染性を維持する病原体（アスペルギルス属の芽胞や結核菌など）が拡散することによって発生します。感染源に直接接触していない者でも吸入することで感染します。特に、結核は医療施設内で感染拡大が生じやすいことを知っておきましょう。

5．経皮的曝露

汚染された鋭い針類を介して感染するもので、医療従事者の針刺し事故は、頻繁に起こっています。針の使用後にキャップをしない（リキャップ禁止）、使用後の針はただちに回収容器に入れる、回収容器に針を入れすぎないなどの予防策で、ある程度防ぐことができます。針刺し事故を起こしてしまったら、それぞれの施設の方針と手順に従ってください。

2）予防策は、標準予防策と感染経路別予防策の二段構え

1．標準予防策

標準予防策（standard precautions）は、感染性病原体の有無を問わず、あらゆる医療現場のあらゆる患者さんのケアに適用できるように開発されたものです。すべての血液、その他の体液、分泌物、排泄物（汗は除く）には伝播し得る感染性病原体が含まれているという考えに基づきます。具体的な対策としては、手指衛生、想定される曝露状況に応じた手袋、ガウン、マスク、ゴーグル、フェイスシールドなどの使用、安全な注射手順などがあります。

2．感染経路別予防策

何らかの感染性病原体の感染者であることが判明ないし疑われている患者さんを治療する場合、上に挙げた感染経路に応じて、接触感染予防策、飛沫感染予防策、空気感染予防策が選択されます。

HCAIへの具体的な対策

1）環境と機器

感染を最小限に抑えるために、医療施設は見た目から清潔にしておくべきです。環境が感染源となってアウトブレイク（outbreak；集団発生）となる恐れがある場合は、よりいっそう清潔にしなければなりません。洗浄剤や方法については、各施設で方針と手順が決められています。

患者さんに使われる機器や器具は、滅菌や消毒の処置が必要です。滅菌とは、すべての微生物（芽胞も含む）を物理的または化学的な方法で死滅させることです。消毒とは、病原体の影響を無視できる程度まで除去することです。

米国CDCは「再使用可能な医療器具のうち、血管など通常は無菌的な場所に挿入するものについては、毎回の使用前に滅菌するべき」としています。

2）手指衛生

医療を行う者は、誰でもが手指衛生に気を配らなければなりません。手指衛生は、HCAIの予防のため、すべての医療従事者が実践できる、唯一かつ最も重要な介入なのです。患者さんをパートナーとするプログラムでは、医療従事者に手を洗ったかどうか確認することが含まれていますので、患者さんから手を洗ったかどうかを聞かれても気分を害してはいけません。

擦式消毒か手洗いかは、よく議論になりますが、手指が目に見えて汚れている場合には石けんと水による手洗いが不可欠です。そして、専用のアルコール製剤による擦式消毒は、手洗いよりも時間が短く、設備が不要で、皮膚への傷害も少ないため、ほとんどの状況で望ましい方法と言われています。

手指衛生をしなければならないのはどのようなときか、WHOは「5つの瞬間」というモデルを作成しました（図16）。

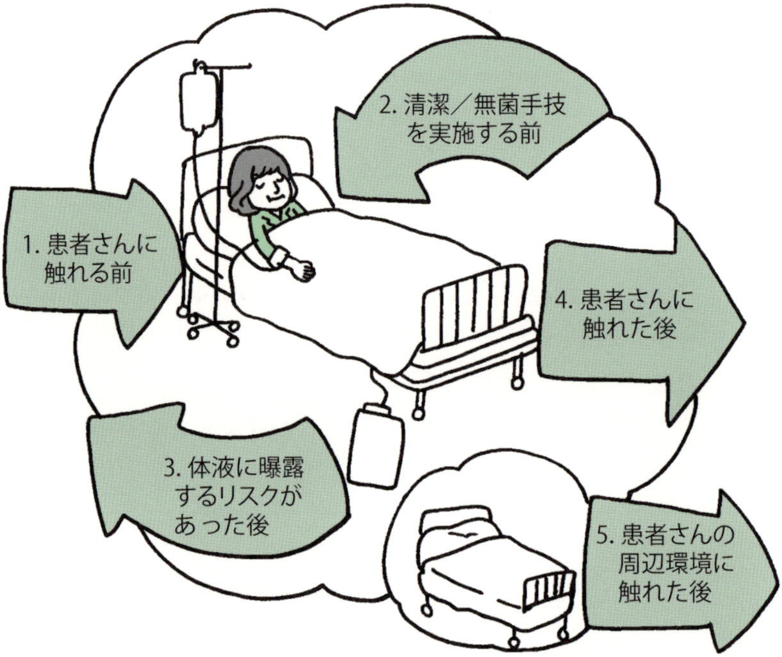

図 16　あなたの手指衛生の5つの瞬間

1. 手指衛生ガイドラインのあらまし[1)]

手指を効果的に清潔にするためには、洗浄剤の使用量、洗浄する範囲、かける時間などについて、決められた方法を守らなければいけません。なお、石けんと擦式アルコール製剤を併用してはいけません。

擦式消毒は、十分量の擦式アルコール製剤を手指の表面全体に塗布し、「乾燥するまで」擦り込みます（図17）。手洗いは、お湯は使わず、使い捨ての専用タオルで水分を完全に拭き取り、蛇口は直接手で触れずにタオルを使って閉めます（図18）。

乾燥による手荒れは、細菌の侵入門戸となるので、皮膚の保護は重要です。手が濡れた状態で手袋をしたり、擦式アルコール製剤を使ったりすると、皮膚炎を起こしやすくなります。保湿効果のあるスキンケア用品を使用するかどうかは、それぞれの施設の方針に従ってください。

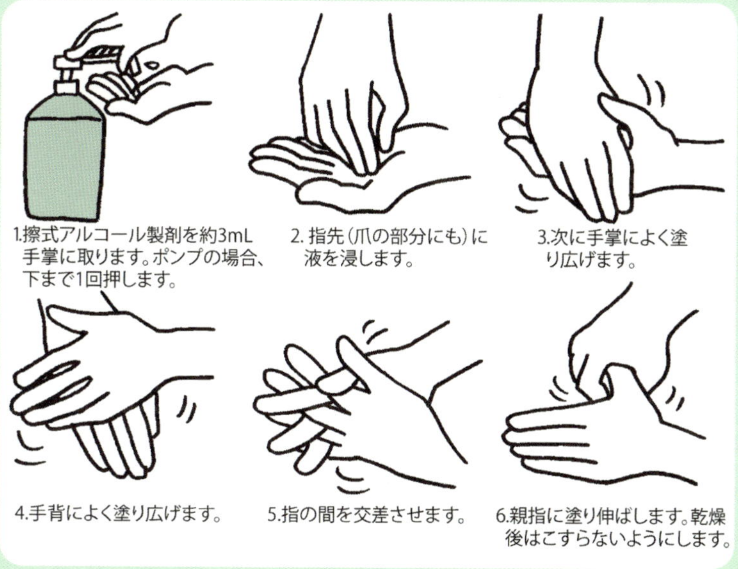

1.擦式アルコール製剤を約3mL 手掌に取ります。ポンプの場合、下まで1回押します。
2. 指先（爪の部分にも）に液を浸します。
3.次に手掌によく塗り広げます。
4.手背によく塗り広げます。
5.指の間を交差させます。
6.親指に塗り伸ばします。乾燥後はこすらないようにします。

図17 擦式アルコール製剤での手指衛生

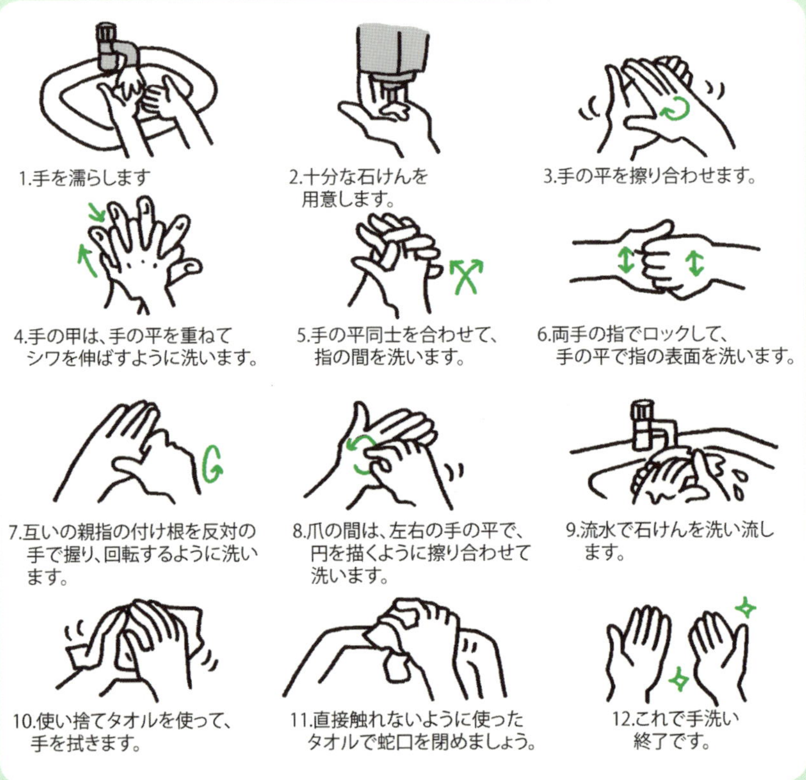

1.手を濡らします
2.十分な石けんを用意します。
3.手の平を擦り合わせます。
4.手の甲は、手の平を重ねてシワを伸ばすように洗います。
5.手の平同士を合わせて、指の間を洗います。
6.両手の指でロックして、手の平で指の表面を洗います。
7.互いの親指の付け根を反対の手で握り、回転するように洗います。
8.爪の間は、左右の手の平で、円を描くように擦り合わせて洗います。
9.流水で石けんを洗い流します。
10.使い捨てタオルを使って、手を拭きます。
11.直接触れないように使ったタオルで蛇口を閉めましょう。
12.これで手洗い終了です。

図 18　石けんによる手指衛生

● WHO 手指衛生ガイドライン

・臨床業務を開始する前に、腕や手指にはめた装飾品をすべて外し、皮膚に切創や擦過創があれば防水性のドレッシング材で被覆する。爪はいつも短く整え、付け爪はしない。

・手指が目に見えて汚い場合、血液やその他の体液が付着している場合、トイレに行った後には、必ず石けんと水で手を洗う（芽胞を形成する病原体や、*Clostridium difficile* への曝露も含む）。

・目に見えて汚れていない日常的な手指消毒には擦式アルコール製剤を使用するが、これが利用できない場合は、石けんと水で手洗いを行う。

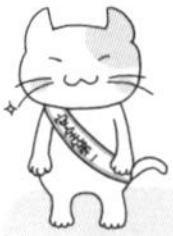

2. WHOの手袋使用ガイドライン[1)]

・手袋の着用は、擦式消毒または手洗いによる手指衛生に代わるものではない。
・感染原因となりうる物質（血液など）、粘膜または異常のある皮膚面への接触が想定される場合は、手袋を着用すること。
・患者さんへのケアが終了したら手袋を外すこと。同じ手袋で複数の患者さんにケアを行ってはならない。
・同じ患者さんであっても、汚染部位に対するケアを終えた後に操作の対象を別の部位（粘膜と異常のある皮膚を含む）に移す場合は、その前に手袋を交換すること。また同じ環境内であっても、汚染部位に対するケアを終えた後に操作の対象を別の物（医療器具など）に移す場合は、その前に手袋を外すこと。
・手袋の再使用は推奨されない。もし再使用する場合は、最も安全性の高い再処理法を適用すること。

1）滅菌手袋を使用する
・あらゆる外科的処置、経腟分娩、侵襲的な放射線学的手技、血管確保（中心静脈路の確保）、完全静脈栄養剤および化学療法剤の調製
2）清潔な手袋を使用する
・血液、体液、分泌物、排泄物または目に見えて体液で汚染されている物品に接触する可能性がある場合
・患者さんへの直接的な曝露：血液への接触、粘膜や異常のある皮膚への接触、感染性の強い危険な微生物が存在する可能性がある場合、感染症の流行時または緊急時、静脈内への注射針の挿入および抜去、採血、静脈ラインの抜去、内診、気管内チューブの開口部からの吸引
・患者さんへの間接的な曝露：吐物の入った膿盆の処理、器具の取り扱い／洗浄、廃棄物の処理、こぼれた体液の清掃
3）手袋は不要（接触感染予防策は除く）
・患者さんへの直接的な曝露：血圧、体温、脈拍の測定、皮下および筋肉内注射の実施、患者さんの入浴および更衣の介助、患者さんの移送、眼および耳のケア（分泌物がみられない場合）、血液の漏出のない血管ラインの操作

・患者さんへの間接的な曝露：電話機の使用、診療録への記入、経口薬剤の投与、食事の配膳または回収、患者さんのリネン類の交換、非侵襲的な呼吸補助器具と酸素カニューレの装着、患者さんの家具の移動。いずれも血液または体液および汚染環境への曝露の可能性がない場合に限る
・標準予防策と接触感染予防策で規定されている場合は手袋を着用しなければならない。手袋着用の必要性とは関係なく、必要に応じて手指衛生を行うべきである。

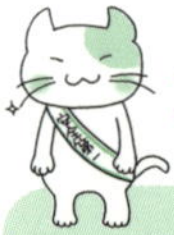

3. WHO のガウン・マスク使用ガイドライン[1)]

・患者さん、物質または機器と密接に接触する場合、および衣類の汚染リスクがある場合は、使い捨てのビニール製エプロンを着用する。
・ビニール製エプロンは個々のケアや手技を完了するたびに廃棄し、使い捨てでない防護服は洗濯に出す。
・血液、体液、分泌物または排泄物（汗は除く）が広範囲に飛散するリスクがある場合（外傷治療、手術、産科ケアなど）は、全身を覆う撥水性のガウンを着用する。血液や体液の飛散が予想される状況（分娩中など）では、シューズカバーも着用すべきである。
・血液、体液、分泌物または排泄物を顔面や眼に浴びるリスクがある場合は、マスクとゴーグルを着用すべきである。

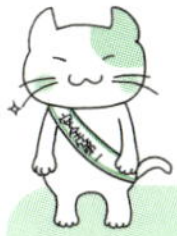

4. WHO の咳エチケット[1]

呼吸器感染症の症候がみられる者は、その原因に関わらず、以下に示す呼吸器衛生／咳エチケットに従うか、その指導を受けるべきである（図 19）。

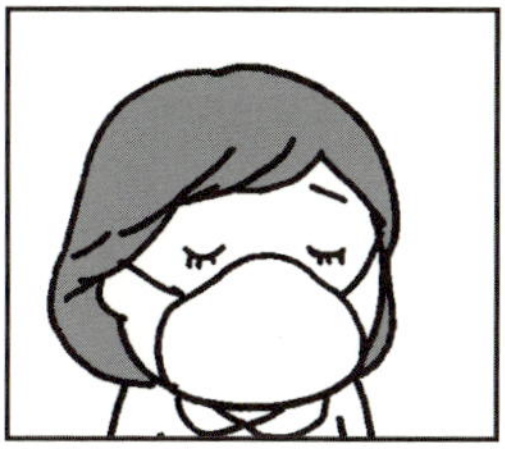

咳やくしゃみをするときは
鼻と口を覆う。

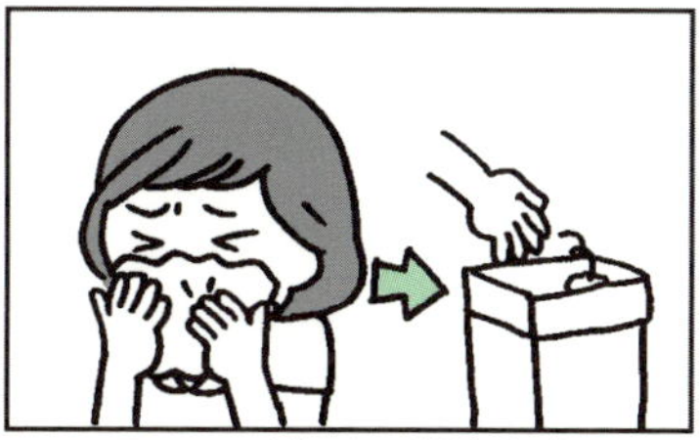

ティッシュを使用して分泌物が飛散しない
ようにする。使用したティッシュは
最も近くにあるゴミ箱に廃棄する。

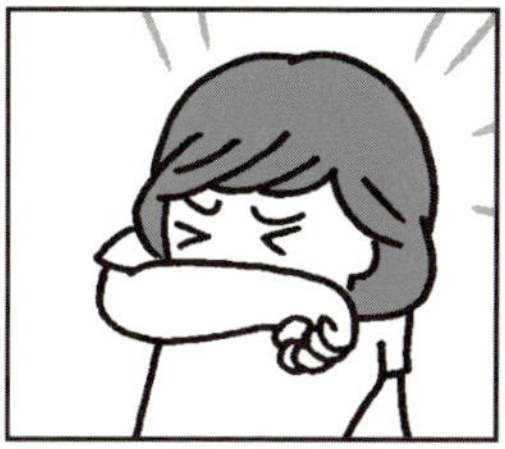

ティッシュがない場合は、
手ではなく肘の内側で鼻と口を
覆ってから咳またはくしゃみをする。

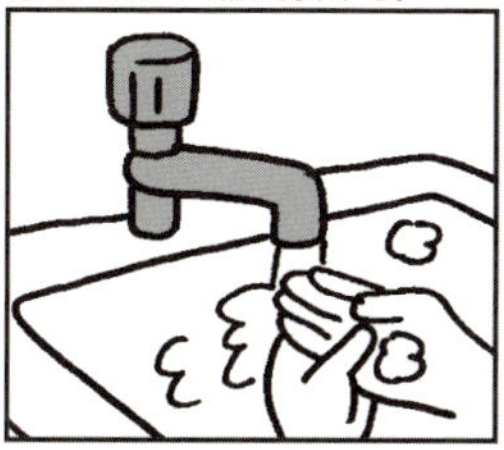

呼吸器からの分泌物や汚染された物体に
触れた場合は、手指衛生を行う。

図 19　咳エチケット

【参考文献】

1）WHO 患者安全カリキュラムガイド 多職種版．大滝純司．相馬孝博監．東京医科大学医学教育学・医療安全管理学．2012．より引用．

Topic10 Patient safety and invasive procedures
（患者安全と侵襲的処置）

侵襲的な手技・処置を安全に行おう

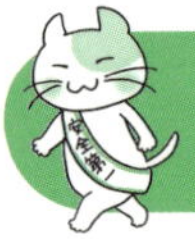

侵襲的行為には「間違い」が潜んでいる！

現在、世界中で毎年２億件以上の大手術が行われています。しかし手術が直接の原因で100万人以上の患者さんが亡くなり、術後合併症でさらに600万人が障害に苦しんでいるというエビデンスがあります。これは、外科医や外科的処置を行う医療従事者の不注意や能力不足によるものではなく、侵襲的な行為の段階のなかで、さまざまな間違いが生じ得ることがわかってきました。

WHOカリキュラムガイドでは、例として、不良な感染制御、不十分な患者管理、コミュニケーションの失敗を挙げ、対策として外科的処置の際の確認プロセスを説明しています。特に医療チームが侵襲的行為を安全に行うためのツールとして、「WHO手術の安全チェックリスト」を紹介しています。WHOカリキュラムガイドは、すべての医療従事者のために書かれていますが、WHOはこうしたチェックリストが使われる現場への参加を要請し、さらに「死亡と合併症について検討する教育プロセスに参加する」ことまで求めています。自分の施設が臨床の教育病院であって、こうした活動がきちんと行われていれば、世界標準に達していると言って良いでしょう。

有害事象の原因は、主に専門技術以外！

1）不良な感染制御

これまでの研究で、手術創感染が全有害事象のなかで２番目に多いこと、外科的処置を受ける患者さんでは、ブドウ球菌の院内感染が大きなリスクとなることがわかってきました。また後で述べるように、適切な予防的抗菌薬の投与などによる感染制御により、術後感染の発生率が低くなりました。手術室などの清潔区域では、いかなるときもガイドラインに従って、標準予防策を実施しなければなりません。効果的なチームにおいては、メンバーの誰もが（職種や経験の程度に関係なく）、安全性に問題があるときには、患者さんのために率直に意見を言うことが奨励されています。

2）不十分な患者管理

手術室では、さまざまな医療専門職が参加し、高度で複雑な業務が行われています。その業務は緊密に連動していて、時間のプレッシャーもあるので、１つの失敗が簡単に次の失敗を生み出します。また、患者さんの参加が難しい部門でもあることが、高リスクとなっています。有害事象が発生した場合に、以下のような要因が背景にあることが（世界的に！）わかってきました。

・プロトコルやガイドラインを守らない
・リーダーシップがとれない
・チームワークが良くない
・組織内の部門間／グループ間に対立がある
・スタッフの訓練や準備が足りない
・資源が足りない
・根拠に基づいて実践されていない
・職場文化が良くない

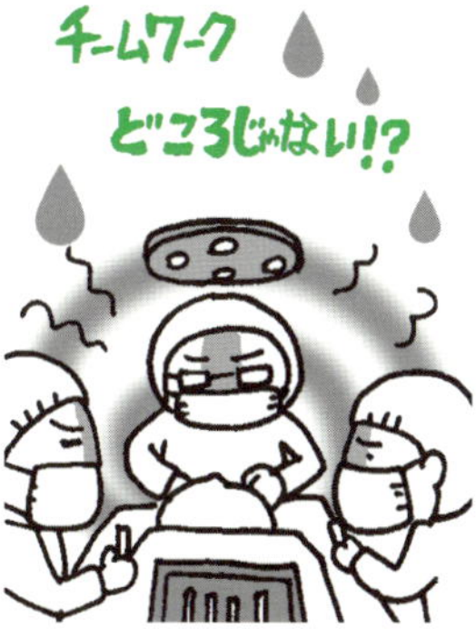

・労働が過重である
・実績の管理システムがない
さらに、医療従事者については、次のようなエラーを起こす傾向が確認されています。
・不慮の傷害に対する予防策の実践を怠る
・正当な理由なく治療の開始が遅れる
・病歴聴取と身体診察の実施が不十分である
・指示された検査を実施しない
・所見や検査結果に基づいた診療をしない
・領域外の業務相談、紹介、支援要請、移送などで失敗する
・コミュニケーションに失敗する

このように患者有害事象の原因を振り返ると、資源不足や労働時間の問題などを除けば、診療やケアの「専門技術（テクニカル・スキル）」上の問題はほとんどなく、技術以外の原因ばかりです。一見すると、単なる性格の悪さや行動の怠慢のように見えますが、こうした行動は、良い行動の裏返しの振る舞いと言って良いでしょう。

専門技術以外の（良い）振る舞いは、「ノン・テクニカル・スキル」と呼ばれています。これまでの航空分野などの研究から、どの領域にも共通するノン・テクニカル・スキルとして、状況認識、意思決定、コミュニケーション、チームワーク、リーダーシップ、ストレスと疲労管理などが挙げられています。これまでのTopic1～8で述べられてきたことは、最終的には「チームの一員として活動する」ためのノン・テクニカル・スキルの重要性なのです。

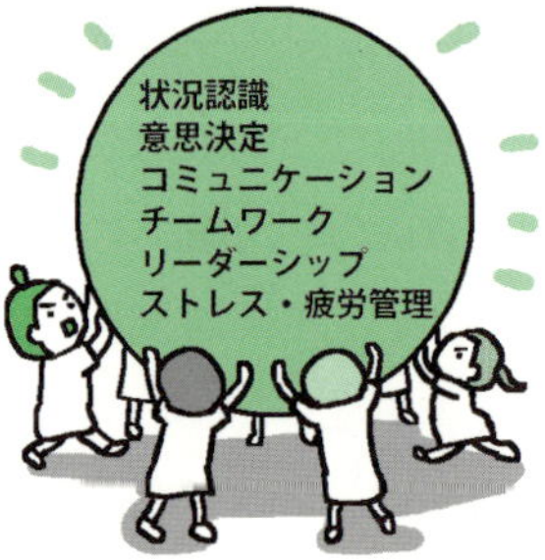
状況認識
意思決定
コミュニケーション
チームワーク
リーダーシップ
ストレス・疲労管理

3）術前・術中・術後のコミュニケーションの失敗

ノン・テクニカル・スキルのなかで、コミュニケーションの失敗は、患者間違い・部位間違い・手技間違いをもたらす最大原因ですし、その他の有害事象の発生原因ともなります。手術室では多数の作業が同時進行するだけでなく、関わるスタッフの経験や能力もばらばらであることが普通です。特に患者さんの受け渡し時には、チームとして適切なタイミングで正確なコミュニケーションを行わなければなりません。たとえば治療の最中に有害事象が発生すると、診療はより複雑になります。その場合は何が起き、そのためにどのような診療を行うのかについて、その患者さんに求められた情報を十分に伝える必要があるのです。

臨床現場のルールやツール

臨床現場にはガイドライン、プロトコル、マニュアル、チェックリストなどいろいろな「決まり」のようなものがあります。面倒なようですが、これらは医療のばらつきをなくし、医療の質を改善させる効果的な手段なのです。

1）ガイドライン

医療におけるガイドラインとは、「医療従事者と患者さんが（特定の臨床状況での）適切な診療の意思決定を行うことを補助する目的に系統的に作成された指針」のことで、一言でまとめれば「エビデンスに基づいたオススメ」のことです。一般的には、病気の予防・診断・治療・予後予測など診療の根拠についての最新の情報が、専門家の手でわかりやすくまとめられ、医療を標準化するために役立っています。強制力はありません。こうしたガイドラインが必要となった背景は、医療の専門化と複雑化が進んだために、個人的見解や学会など主観的な方針に従っていると、無駄が生じ診療の安全性が損なわれるようになったためです。また、ガイドラインは、少なくとも3年ごとに必要に応じた見直しがなされるべきとされています。

2）プロトコル

プロトコルとは、「業務を確実に完遂するために複数の者が従うべき一連の手順を示したもの」のことで、通信分野や外交分野でも使われる用語です。「現場のお作法」のようなもので、誰か守らない人がいると組織活動に混乱を来します。一般的には法的な拘束力はありません。WHOは、先に挙げた「手術の安全チェックリスト」の使用をプロトコルとして推奨しています。

3）マニュアル

WHOカリキュラムガイドにはありませんが、似た言葉に「マニュアル」があります。使用目的によってさまざまな種類がありますが、業務を行う際のマニュアルとは「業務を適切に行うための方法や一連の行動を説明した文書」です。手順書とも呼ばれ、やり方を細かく定めることが普通です。組織全体として、一貫性のある行動をとらせることを目的としているので、一般的には強制力のあるものです。

4）チェックリスト

チェックリストとは、「確認を要する一連の事項を列挙した表」のことで、照合表とも呼ばれます。米国外科医の、A.ガワンデ（Gawande, A.）は、高層ビル建設や航空機の運航システムの現場を調べました。人間の記憶力と注意力は、長続きせず危ういものです。同じことを繰り返していると、手順を省く誘惑にかられます。複雑化した仕事を間違いなく行う鍵がチェックリストにあることをA.ガワンデは見抜いたのです。彼は「アナタはなぜチェックリストを使わないのか？」（晋遊舎，2011）という本を出し、それがWHOの手術の安全チェックリストに結びつきました。

ガイドラインの例―WHO安全な手術のための10の指針

WHOは、2007年から世界中の国々を対象として、安全な手術のためのガイドラインの開発を始めました。先進国も発展途上国も一緒に、「安全な手術」のために、1）公衆衛生的な問題であることの認識、2）基礎的なデータの収集、3）安全手順の普遍性の追求、4）複雑性への対処、の4つを課題として取り組みました。エビデンスを集積して、手術の安全を下記のように10の基本指針としてまとめました。これはすべての国を対象としています。

WHO「安全な手術を実施するための基本指針10項目」[1)]

方針1：正しい患者さんの、正しい部位を手術する。

方針2：麻酔により患者さんを疼痛から守る一方で、麻酔薬投与により発生する害の防止策を適用する。

方針3：気道確保の失敗や呼吸機能の低下による生命の危険を認識し、効果的な準備を整える。

方針4：大量出血のリスクを認識し、効果的な準備を整える。

方針5：手術を受ける患者さんにとって重大なリスクとなることが判明しているアレルギー反応と薬物有害反応の発生を回避する。

方針6：手術部位感染のリスクを低減する対策を一貫して適用する。

方針7：手術創内へのガーゼや器具の置き忘れを防止する。

方針8：すべての手術検体を確保し、正確に識別する。

方針9：手術を安全に実施する上で極めて重要となる患者情報を効果的に伝達および交換する。

方針10：病院および公衆衛生システムが外科的能力、手術量および手術成績を日常的に監視する制度を整備する。

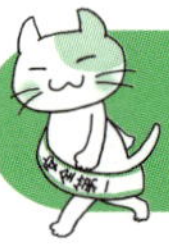

チェックリストの例―手術の安全チェックリスト

A.ガワンデも関わって、簡単な術前チェックリストの有効性を検証した研究が世界8カ国において行われました。参加病院は、先進国もあり途上国もありばらばらでしたが、なんと術後合併症の発生率と死亡率がいずれも1／3以上低下したことが判明したのです。このチェックリストが成功したのは、正しいチームが・正しい患者さんに・正しい処置を・正しい場所で、間違いなく実施できるように、コミュニケーションを改善したことにあります。

手術の過程を簡単に見直すだけで、顔を合わせた対話が必要な段階があるかどうかが明らかになります。手術チームのメンバー全員が、予定されている手技の内容を把握でき、問題点を共有することができるので、患者さんの安全性が向上するのです。　チェックリスト作成のポイントとして、下記があります。

チェックリスト作成のポイント

- いつチェックを行うかの一時停止点をはっきり決めること
- 「行動してから確認」か「読んでから行動」かのどちらかを決めること
- 項目の数は5～9個くらいで、文章はシンプルに、1ページにすること
- マニュアルではないので手順を詳細に説明するものではないこと
- 素早く使え、実用的で、用途を絞ってあること

いまやWHO手術の安全チェックリスト（図20）は、世界標準なのです。項目をみていただければ、ほとんどがノン・テクニカル・スキルに関係していることがわかります。

手術の安全チェックリスト　World Health Organization　Patient Safety A World Alliance for Safer Health Care

麻酔導入前に →
（少なくとも看護師と麻酔科医で）

患者同定、手術部位、手術手技、インフォームドコンセントの確認
- ☐ あり

手術部位のマーキング
- ☐ あり
- ☐ 適応外

麻酔器と投薬の確認
- ☐ あり

装着したパルスオキシメータの動作確認
- ☐ あり

患者アレルギーはあるか？
- ☐ なし
- ☐ あり

気道確保困難または誤嚥リスクはあるか？
- ☐ なし
- ☐ あり、機材と対策の準備済み

500mL（小児では7mL/kg）以上の出血リスクは？
- ☐ なし
- ☐ あり
  2ルート以上の静脈/中心静脈ラインを確保

執刀前に →
（看護師、麻酔科医、外科医で）

- ☐ 手術に入る全てのメンバーの自己紹介と役割の確認
- ☐ 患者名、手術手技、執刀部位の確認

執刀60分前の抗生剤の予防的投与は行ったか？
- ☐ あり
- ☐ 適応外

予想される重大な事態

外科医へ
- ☐ 危険または通常でない（手順の）段階はどこか？
- ☐ 手術時間はどのくらいか？
- ☐ 予想出血量はどれくらいか？

麻酔科医へ
- ☐ この患者に特化した問題点は何か？

看護師へ
- ☐ 滅菌（インジケータ結果）は完全か？
- ☐ 準備機材や他に問題はないか？

重要な画像は閲覧できるか？
- ☐ あり
- ☐ 適応外

患者退室前に
（看護師、麻酔科医、外科医で）

看護師が口頭で確認
- ☐ 手術の術式名
- ☐ 使用機材、ガーゼ、針のカウント
- ☐ 検体のラベル（大きな声で患者名も含めて）
- ☐ 何か機器の問題点はあるか

外科医、麻酔科医、看護師へ
- ☐ この患者のリカバリや術後管理の問題点は何か？

本チェックリストは（全ての施設を）包括するものではない。施設ごとの実情に応じた追加や改変は、推奨される。
2009年1月改訂 ©WHO（世界保健機構）
WHO Safe Surgery Saves Lives（http://www.who.int/patientsafety/safesurgery/en/index.html）

図20　WHO手術の安全チェックリスト

WHO患者安全カリキュラムガイド 多職種版．大滝純司．相馬孝博監．東京医科大学医学教育学・医療安全管理学．2012．トピック10 スライド6．

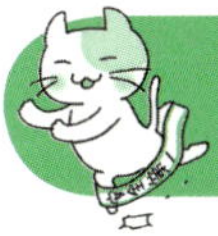

WHO手術の安全チェックリストの使い方（図20）

麻酔導入前・執刀前・退室前の3段階が、それぞれ1列になっています。各段階のチェックが1分以内で終わるように設計されています。麻酔導入前に、肺塞栓防止用のストッキング着用の有無の項目を入れるかどうかで議論があったそうですが、時間を最小にするため、項目は最低限に絞られました。麻酔導入前と執刀前に、患者さんの同定手順が繰り返されますが、部位／患者間違い

の手術を絶対に防ぐために必要なのです。それぞれの段階において、チェックの項目を読み上げ、手術の参加者に呼びかけるコーディネーターが必要です。麻酔導入前・執刀前は、外回り看護師や麻酔科医が行い、退室前では術者が行う場合もあります。

1）麻酔導入前

麻酔導入前には、少なくとも看護師と麻酔科医がいなければなりません。患者さんの同定に患者さん自身が加われない場合、たとえば小児例では保護者がその役割を担います。緊急例で患者関係者が不在の場合は、チーム全員の同意が必要となります。コーディネーターは、パルスオキシメーターが患者さんに装着され正確に機能していることを確認しますが、パルスオキシメーター表示は手術チームに見えるようにしておかなければなりません。また、麻酔チームが気道確保について客観的に評価したかどうかを確認します。気道評価の方法は、多くの種類がありますが、どの方法にせよ、気道確保にリスクがあることが予想された場合には、緊急器材の準備が必要です。麻酔中に気道確保ができなかったための医療事故は、世界中で起こっている惨事ですが、適切な計画で防ぐことができるのです。また出血リスクへの対処は、執刀前にも行われますが、術者が常に麻酔科医や看護師に伝えているとは限りません。麻酔科医は術者と話し合って、皮膚切開の前に輸液ルートを確保しておくべきです。

2）執刀前

執刀前に、コーディネーターの呼びかけにより、すべての手術メンバーは手を止めます。これが重要です。これまで「タイムアウト」と呼ばれていた段階で、スポーツなどの競技中における正当な中断時間（いわゆるタイム）からきています。まず全員が名前と役割を自己紹介します。いつもの同じチームの場合であっても、面倒がらず習慣化させて、淡々と行うべきなのです。もし、予防的抗菌薬の投与が60分以上前であったら、手術チームは再投与を考慮すべきです。術者は、手術時間、術式、予想出血量を言いますが、「極めて重要あるいは予期しない」手順、すなわち大出血などのリスクは必ず知らせなければいけません。麻酔科医も、術中管理の観点から患者さんの問題点を言いますが、通常リスクの症例なら簡単に「この症例では特に問題となることはありません」と言うだけで済みます。

3）患者退室前

退室前のチェックですが、この目的は術後管理をするチームへの情報をまとめることです。麻酔覚醒時に行うことが多いですが、創部閉鎖と同時進行することも可能です。術式の変更があった場合は必ず確認しなければなりません。器材のカウントを完了させますが、体内遺残が疑われる場合は、術中でも捜索の手順を作っておいたほうが良いでしょう。ガーゼや針の遺残は頻繁に起こる事態ではありませんが、根絶の難しい医療事故なのです。また標本のラベル確認も重要で、患者名・標本内容・方向を示す印などをはっきりと読み上げることになっています。

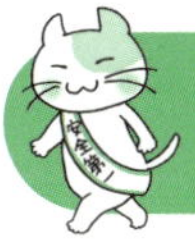

術後検討会に参加しよう！

同じ分野の専門家による評価や検討を、「ピアレビュー（peer review）」と言います。手術に関する検討会は、「M&M カンファレンス（mortality and morbidity meeting；病因死因検討会）」とか、「術後検討会」と呼ばれています。これは外科の専門技術を改善する上では不可欠な制度であり、手術時のエラーについて学ぶ良い機会を提供します。通常は非公開で一定期間ごとに開催されています。これまでは外科医のみで行われることが多く、エラーに関する議論についても、個人を責めがちでした。しかし患者安全の観点からは、エラーを起こした個人に焦点を当てることなく、システムアプローチで議論をしなければなりません。参加者も外科医のみならず、麻酔科医・研修医・看護師・臨床工学技士などもいたほうが良いのです。WHO カリキュラムガイドでは、医療系学生の参加まで呼びかけています。

患者安全を推進するためには、こうした検討会は必須です。システム要因を探るために多職種が参加し、その議論の目標は類似の事象の再発防止に設定されていなければなりません。時機を逃さず、記憶が鮮明なうちに事象の検討を行う必要があり、討論の要約が文書で管理されることも重要です。

ツールを使いこなすには

有害事象を最小限に減らすための活動においては、ガイドラインが有用です。具体的には、チェックリストを利用することを（プロトコルとして）取り決めます。手術に関わる人全員で活用すれば、患者さんを含めたチーム内でのコミュニケーションが改善され、医療事故防止につながるのです。

学生や新人は、高度で複雑な手術の流れを見学するだけになるかもしれません。しかし、チェックリストが使われる現場や術後検討会に立ち会うことが重要なのです。世界標準（以上）の診療が行われている病院ならば、未来の医療従事者の見学を必ず歓迎してくれるはずです。

【参考文献】

1）WHO Guidelines for Safe Surgery，2009.（http://www.who.int/patientsafety/safesurgery/tools_resources/en/index.html）

Topic11 Improving medication safety

（投薬の安全性を改善する）

薬剤投与を安全に行おう

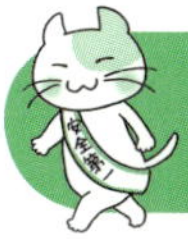

投薬エラー・有害事象は永遠の課題

薬剤に関連する医療事故（誤薬）は非常に多く、これまでも多くの防止策が講じられてきました。しかし投薬に伴うエラーや有害事象はなくなることはありません。と言うのも医学の進歩により、利用できる薬剤の種類と数は爆発的に増え、それにジェネリック薬剤（後発医薬品：特許が切れた医薬品をほかの製薬会社が安く製造販売する）も加わっています。さらに薬剤の投与経路も多様化し、使用方法は複雑化しています。患者さん側も複数の薬剤を使用することが増え、相互作用の問題も常に考えなければなりません。医療従事者は、増えていく薬剤に対応すべきですが、その情報量があまりに多すぎるので、もはや信頼できる方法で記憶するのは不可能となり、参照用の資料が絶対に必要になりました。

投薬のプロセスには複数の医療従事者が関わります。簡単な例では、医師が処方し、薬剤師が調剤し、看護師が投薬してモニタリングします。しかし使われている薬剤の作用を医療従事者すべてが熟知しているとは限らないのです。投薬プロセスでのコミュニケーションの失敗は、誤薬のリスクを高めます。誤薬を防ぐには、投薬に関わる医療従事者全員が責任を負わなければなりません。

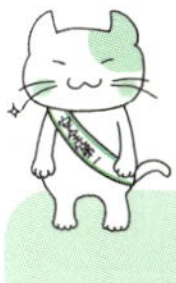

はじめに―薬剤に関する用語の定義―

1）副作用（side-effect）*：薬剤の薬理学的特性に関係した既知の作用のうち、意図された主作用以外のもの（例：麻薬の悪心など）。

＊日本の薬事行政では、医薬品に対する有害で意図しない反応を「副作用」と定義している。

2）有害反応（adverse reaction）：病状に対して適切な手順で実施された薬剤投与により発生した意図せぬ害のこと（例：アレルギー反応など）。

3）エラー（error）：計画した活動を意図した通りに実施できないこと、または不適切な計画に基づいて行動すること（Topic 2 参照）。

4）有害事象（adverse event）：患者さんに害をもたらしたインシデントのこと（日本では害がなかった事象だけをインシデントと呼びアクシデントと区別していますが、世界的には害があってもなくてもインシデントです）。

5）薬物有害事象（adverse drug event）：投薬に関連した有害事象のことで、防止可能かどうかは問わない。

6）薬物有害反応（adverse drug reaction）：投薬によって生じた、目的としない有害な反応のすべて。通常はエラーが原因のものは除外され、薬物有害反応＝副作用＋有害反応 である。

7）誤薬（medication error）：投薬に関連したインシデント。医療従事者や患者さんが薬剤を管理している間に発生する防止可能な事象のうち、患者さんへの害を引き起こす可能性のある事象すべて。製品の名称や表示、調剤などの専門業務、指示に関するコミュニケーションなど、広くシステム全体の問題に関連している。

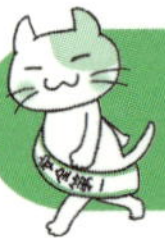

投薬プロセスで起こるエラー

1）処方（prescribing）

処方とは、特定の薬剤を投与するように指示することです。処方する人間は、その患者さんの診療を担当するとともに、処方した薬剤の安全性と有効性をモニタリングするという法的責任を負っています。処方するときには、患者さん個別の要因（アレルギー・妊娠・併存疾患・想定される併用薬など）を検討します。市販薬やハーブやサプリメント類を自己判断で購入している可能性もあります。そしてそれぞれの臨床状況に合った適切な薬剤を選び、投与経路、用量、時間などを処方せんに記載します。この処方せんの内容は、投薬プロセスに関わるすべての医療従事者に伝えなければなりません。

1. 薬剤に関する知識不足

薬剤に関する知識が不足していると、処方エラーが発生しやすくなるので、最新の薬剤情報をいつでも参照できる仕組みが必要です。処方エラーとしては、患者さん・用量・薬剤・投与経路・投与時間の間違いなどがありますが、知識不足と言うよりも、スリップやラプス（Topic 2）などの単純な間違いが多いのです。処方する人間が疲労していたり多忙であったりすると、また逆に退屈であっても発生しやすくなります。

2. 用量計算の間違い

用量計算の計算間違いも誤薬の原因です。計算間違いは、疲労や多忙よりも、薬剤の体積・量・濃度・単位などの計算の不慣れが、エラーのもとになります。単位を（たとえばμg〈マイクログラム〉からmg〈ミリグラム〉に）変換する際に計算間違いをすることもまれではありません。この種の間違いでは、数値が1,000倍変化する可能性があり、大半の薬剤の用量が体重に基づいて決定される小児科領域では、重大な問題です。

3. コミュニケーション不足

コミュニケーション不足も処方エラーの原因です。知らない略語が使用されたり、手書きの文字が汚くて読めなかったり、口頭指示を聞き違えたりする場合です。処方せんでは、たとえば3gを3.0gと書いた場合、ゼロを見落とすと10倍になってしまうので、小数点以下のゼロは書かないようにするなどの標準化が必要です

日本では、薬剤師が処方内容を「疑義照会」によってチェックする制度があります。薬剤使用について再確認できる貴重な機会です。薬剤師から疑義照会の連絡があったら、薬剤のプロの意見には謙虚に耳を傾けるべきです。

2）調剤（dispensing）

薬剤師は、処方者が記載した処方せんの内容をチェックし、薬剤を選択して、業務内容を記録します。薬剤師が扱う処方せんの数が多いほど、調剤エラーの可能性が高まることが知られています。まず処方内容が間違っていないかの

チェックを行います。必要を感じたら遠慮なく疑義照会をしましょう。また注意がそらされないような環境を作り、見た目や名称が類似した薬剤を区別する仕組みが必要となります。ストレスを減らし、作業負荷のバランスを取ることも重要です。

3）投与（administering）

投薬には、薬剤の計算、混合、ラベル表示などの準備作業も含まれています。薬剤を投与する人間は、患者さんの薬物アレルギーについてチェックするとともに、5つのR、すなわち「正しい（right）薬剤・投与経路・時間・用量・患者さん」で投与していることを必ずチェックします。WHO カリキュラムガイドでは、さらに2つのR、正しい「業務記録」の作成と、スタッフや患者さんが投薬指示について質問する権利（right）を追加しています。

よくみられる投与エラーは、5つのRの失敗ですが、投与されなかったり、二重に投与するというエラーもあります。原因としては、単純なスリップやラプスのほか、労務環境やコミュニケーションの不足などが複合していることが多いのです。

また静注用薬剤については、量に関する速度の計算間違い（滴／時と滴／分、mL ／時と mL ／分など）のエラーがあります。輸液ポンプの使用時には、押し間違いのほか、押し忘れやセッティングの不良もあり、正確に作動する機械であっても、使用する人間が間違えてしまいます。

4）モニタリング（monitoring）

投薬後に、患者さんを観察して、投与した薬剤が適切に使用されたか、効いているか、害を与えていないかを判定するのが、モニタリングです。モニタリングの活動内容も適切な記録が必要です。

エラーの例としては、副作用のモニタリングが十分でないことや、無効だった薬剤の投与を止めない、患者さんの血中薬物濃度を測定しないことなどが挙げられます。

投薬エラーにつながる要因

薬物有害事象では、しばしば複数の要因が関係し、複数の事象が重なって患者さんに害が及びます。エラーが発生した原因を解明するためには、最も目につく最終段階に注意を払うだけではなく、寄与している要因をすべて探る必要があります。したがって投薬の安全性を改善するには、投薬プロセスのさまざまな部分を標的としなければなりません。

1）患者さん

妊娠や腎機能低下などの合併症があったり、複数の薬剤を服用していたり、記憶力に問題があったり、良好なコミュニケーションがとれないなどの患者さんでは、誤薬が発生しやすくなります。特に小児では、薬剤の投与量を細かく計算する必要があるので、誤薬により害を受けるリスクが非常に高くなります。

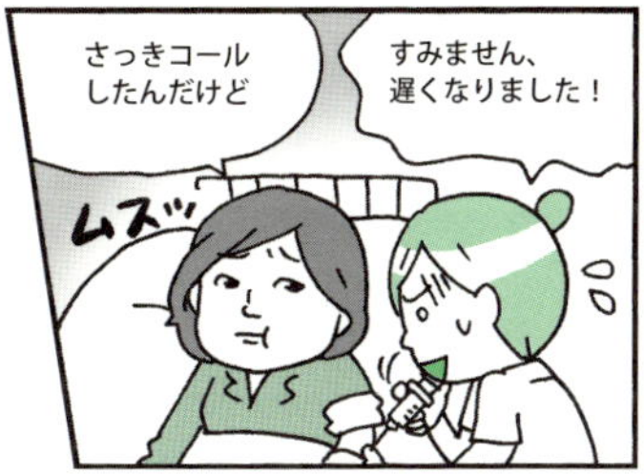

Topic 1 仮想事例のドッキリン誤薬事象では、怒りやすい患者さんの性格に遠慮して、患者さんへの投薬内容の同定を省略してしまいました。

2）医療従事者

スタッフ側の要因としては、経験不足、緊急事態などの慌ただしい状況、業務過多、業務の中断、疲労、緊張感の欠如などがあります。また、チェックやダブルチェックの仕組みが機能していなかったり、スタッフ間のコミュニケーションが不十分だったりすると、誤薬の発生につながります。

なおダブルチェックとは、2人が必ず一緒になって、1人の行為（読み上げる・

薬剤をつめる）を、もう１人が観察（聞く・見る）するプロセスです（図21、22)。２人が同じことをしたり、時間がずれると、もはやダブルチェックではありません。

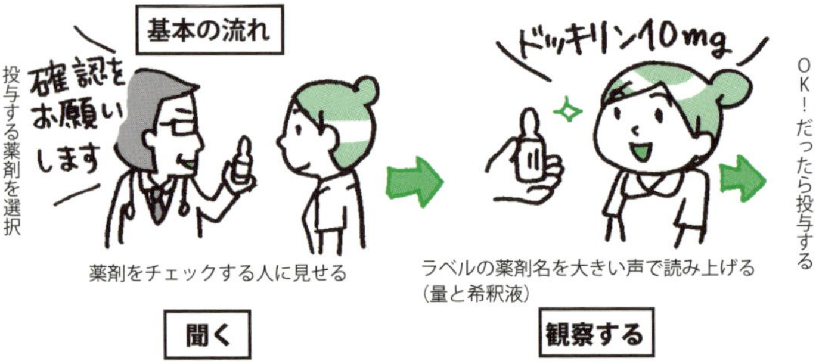
基本の流れ
投与する薬剤を選択
確認をお願いします
ドッキリン10mg
OK！だったら投与する
薬剤をチェックする人に見せる
ラベルの薬剤名を大きい声で読み上げる
（量と希釈液）
聞く
観察する

図 21　ダブルチェックの基本

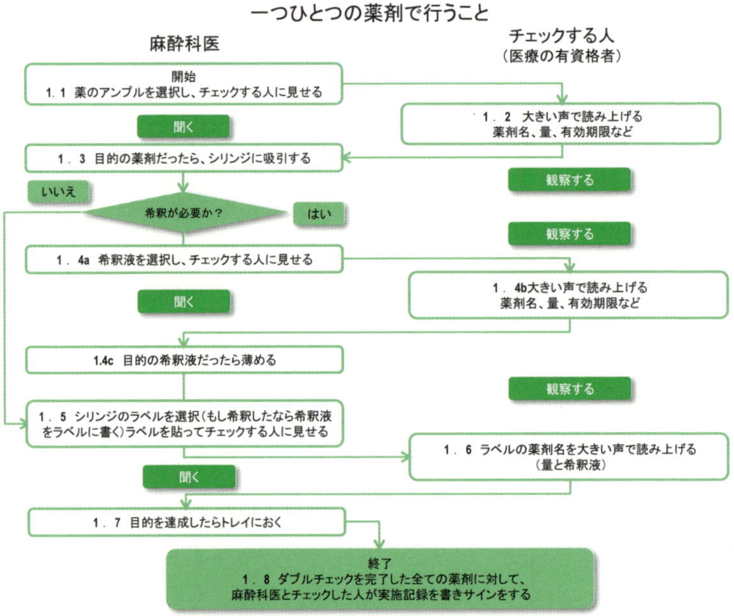
一つひとつの薬剤で行うこと
麻酔科医
チェックする人
（医療の有資格者）
開始
1．1 薬のアンプルを選択し、チェックする人に見せる
聞く
1．2 大きい声で読み上げる
薬剤名、量、有効期限など
1．3 目的の薬剤だったら、シリンジに吸引する
観察する
いいえ
希釈が必要か？
はい
観察する
1．4a 希釈液を選択し、チェックする人に見せる
聞く
1．4b大きい声で読み上げる
薬剤名、量、有効期限など
1.4c 目的の希釈液だったら薄める
観察する
1．5 シリンジのラベルを選択（もし希釈したなら希釈液をラベルに書く）ラベルを貼ってチェックする人に見せる
1．6 ラベルの薬剤名を大きい声で読み上げる
（量と希釈液）
聞く
1．7 目的を達成したらトレイにおく
終了
1．8 ダブルチェックを完了した全ての薬剤に対して、
麻酔科医とチェックした人が実施記録を書きサインをする

図 22　薬剤準備のダブルチェックのプロセス

相馬孝博訳：National Patient safety Agency. Double-cheking process. Patient Safety Division.
(http://www.nrls.npsa.nhs.uk/EasySiteWeb/getresource.axd?AssetID=60178&.)

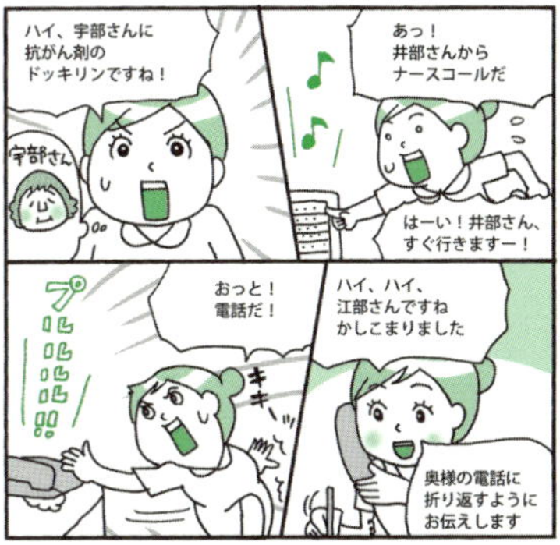

Topic 1仮想事例のドッキリン誤薬事象では、夜勤明けの疲労に加え（緊急事態には関わりませんでしたが）、いろいろな業務が重なり、業務が中断しました。抗がん剤の院内投与ルールとして、ダブルチェックと1回に1薬剤などが決められていたとすると、ルール違反もしていることになります。

3）職場デザイン

職場デザインとは、組織の環境・安全文化のことです。たとえば、形状や名称の類似した薬剤が同じような場所に保管してあると危険です。人手不足も原因になります。また報告システムが整備されていなければ、過去のインシデントから学ぶことはできません。

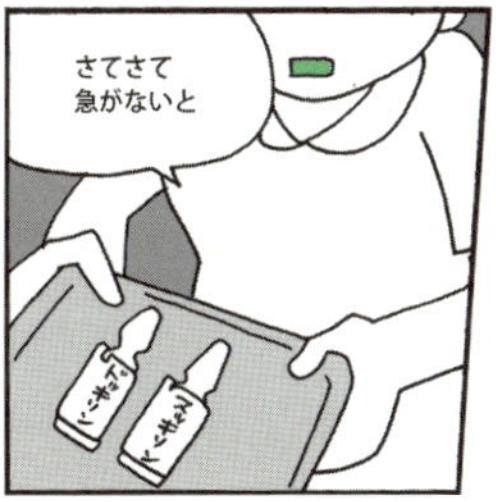

Topic 1仮想事例のドッキリン誤薬事象では、量が同じで、スッキリンという名前の似た薬剤が採用されていました。

4）薬剤デザインや名称

外観がよく似た錠剤や、まぎらわしい名前の薬剤は容易に混同されてしまいます。日本の例では、抗がん剤のタキソテールとタキソールがあります。薬剤間違い事故が何件も起こった結果、最近になって溶解済みのタキソテールが「ワンタキソテール」という名前に変更されました。また、高血圧症薬のアルマールと糖尿病薬のアマリールも間違い事故が頻繁に起こり、結局アルマールが「アロチノロール塩酸塩」に変更されました。犠牲者が出て初めて安全対策がなされることを（皮肉な言い方ですが）墓石安全と言うそうです。システムアプローチをすると、薬剤取り違えの責任は、使用する医療従事者だけではないことがはっきりわかります。

また、会社名ばかりが大きくて、ラベルの字が小さすぎて用量など情報が読みにくいなどの問題もあります。

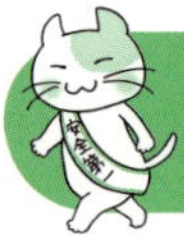

投薬の安全性を高める方法

1）一般名を使用する

薬剤の名称には商品名（商標名）と一般名（有効成分）があり、複数の企業が同じ製剤を製造し、さまざまな商品名が付けられています。医療従事者が現在販売されているジェネリック薬剤をすべて知ることは不可能と言って良いでしょう。WHO では、医療従事者間は一般名だけを使用するように勧めています。しかし患者さんは商品名を使うことが多いので、この点に注意が必要で、処方せんの薬剤の名前と服用している薬剤の名前が違うことを説明しなければなりません。一方、日本の処方せんでは、商品名で特定することもでき、一般名で薬剤を問わないこともできます。国内ルールをよく知っておく必要があります。

2）患者さん一人ひとりに合わせて処方する

どんなに忙しくても、処方する前にいったん手を止めて考えることを WHO は勧めています。考慮すべき内容は、アレルギー、妊娠、母乳栄養、併存疾患、患者さんが服用している可能性があるほかの薬剤、患者さんの体格と体重などが挙げられています。

3）薬歴を完全に聴取することを学び、実践する

薬歴は処方者と薬剤師の双方が聴取しなければなりません。聴取すべき項目を以下に挙げます。

患者さんから聴取すべき薬歴

- 使用中のすべての薬剤の、名前、投与量、投与経路、投与回数、投与期間
- 最近、服用を中止した薬剤
- 市販薬とサプリメント、代替医療の薬剤
- 服用するよう言われているが服用していない薬剤
- 処方された薬剤を患者さんが実際に服用しているか
- よくわからない薬剤があれば、どのようなものでもよく調べること
- 薬物間の相互作用や薬物と食物の相互作用
- 中止できる薬剤や副作用を起こし得る薬剤
- アレルギーの既往歴を徹底的に聴取すること

4）自身の専門領域の薬剤で、有害事象のリスクが高いものを把握する

薬物有害事象を起こしやすい、高リスクの薬剤があります。具体的には、インスリン、経口抗凝固薬、静注カリウム製剤、抗がん剤、ジゴキシン、神経筋遮断薬などです。その多くが適量とされる範囲が狭く、過量投与になると、たちまち命に関わる危険な薬剤です。院内ルールで高リスク薬剤を指定して、投与方法を厳密に決めておくと良いでしょう。

5）自身が処方する薬剤を熟知しておく

よくわかっていない薬剤は決して処方してはいけません。多くの薬剤につい

て表面的に知っているよりは、少ない薬剤であっても詳しく知っているほうが良いのです。もし、なじみのない薬剤を処方する場合は、薬理学、適応、禁忌、副作用、特別な注意、投与量、推奨される投与計画を調べなければなりません。

6）記憶補助ツールを利用する

昔であれば、主要な薬剤の知識の大半を覚えられたかもしれません。しかし、今日では、利用できる薬剤の数は膨大で、しかも処方が複雑化しているので、記憶に頼るだけでは非常に危険です。簡単な例としては、心停止の場合に必要になる薬剤すべての名前と投与量を記入した小さなカードです。今では、処方薬の解説本だけではなく、薬剤選択と調剤を支援するコンピューターソフトウェアが入ったIT 製品もあります。

7）処方または投与する際には5つのR（+ 2R）を確認する

処方または投与を行う前に「5つのR」を確認する訓練プログラムは、すでに世界中で実施されています。このガイドラインは、投薬プロセスに関わるすべての医療従事者に必須となっています。5つのRとは、先にも挙げましたが(p.116)、正しい薬剤（right drug)、正しい投与経路（right route)、正しい投与時間（right time)、正しい用量（right dose)、正しい患者さん（right patient）のことですが、WHO カリキュラムガイドでは、正しい記録（right documentation）と、医療従事者と患者さんが投薬指示について質問する権利（right）という2つのRを追加して、完璧を期しています。

8）明確なコミュニケーションを行う

薬剤の安全な使用は、患者さんも含めたチーム活動です。はっきりしたコミュニケーションによって、エラーにつながる思い込みを最小限に抑えることができます。エラーはうっかりの間違いばかりではなく、手書き文字が汚かったり、口頭指示があいまいだったりすれば、処方・調剤・投薬のそれぞれの場面で、間違える可能性が高くなります。たとえば緊急の口頭指示では、「アドレナリン半筒、入れてください」ではなく、「0.1% アドレナリンを 0.5mL 静注してください」と言うべきなのです。そして指示は必ず「復唱」しましょう。情報を往復させることで、間違いが少なくなります。そのためには、気兼ねなく「聞き返せる」職場の環境も大事ですね。

9）チェックの習慣を身に付ける

この「確認する習慣」は、働き始めの頃にしっかりと身に付けなければなりません。たとえば注射器で薬剤を吸い上げる際には、実施する前に必ずアンプルの表示に目を通す、という習慣です。確認作業は、投薬プロセスにおいて非常に重要な要素です。医療従事者はそれぞれの段階で、薬剤の５つのＲと、アレルギーについて全責任を負っています。どの段階でどのような確認をするかは、施設ごとに異なりますが、重要なポイントではダブルチェックによる確認が必要となるでしょう。また電子処方システムが導入されているとしても、確認はしなければなりません。クリックミスなど新たなエラーも起こりうるからです。WHO カリキュラムガイドは、「表示のない薬剤は捨てるべし」という格言を紹介しています。

また患者参加も非常に有効です。自分の身体のことを知ってもらうためにも、患者さんを教育し、薬剤についての情報を伝えるべきです。自分自身が服用している薬剤と、過去のアレルギーなどの問題すべてを記録しておくように指導しましょう。伝えるべき項目を以下に挙げます。

患者さんに伝えるべき項目

- その薬剤の一般名
- 薬剤の投与目的と作用
- 投与量、投与経路、投与計画
- 特別な使用説明、指示、安全上の注意
- よくある副作用と相互作用
- 薬剤の有効性や副作用などをモニタリングする方法

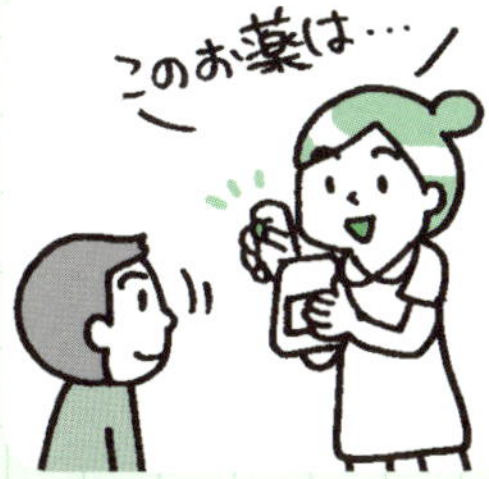

10）誤薬があれば報告し、そこから教訓を学ぶ

インシデント報告制度の重要性はもうおわかりだと思います。誤薬が発生する原因を調べることは、投薬プロセスの安全性を改善する基本です。エラーについて率直に話すことが個人の役目であり、そしてエラーから最大限学ぶことが組織の役目となります。薬剤師から疑義照会を受けた場合、すぐにその内容がインシデント報告としてあがってくるような病院は、安全文化が高いと言えるでしょう。

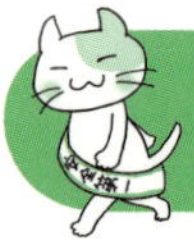

自分の責任範囲を把握しよう

薬剤の適切な使用で、患者さんの健康は非常に改善されます。しかし薬剤を投与すれば必ず何らかのリスクが伴うのです。防止できない副作用もありますが、誤薬は防止可能です。投薬プロセスに関わる医療従事者は、自分の責任を把握しておかなければなりません。

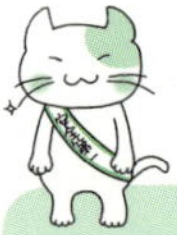

計算問題 （答えは p.135 ページにあります）

次の問題に答えてください。

問題1．体重 12kg の子供に 15mg ／ kg の薬剤を投与する必要があります。
この薬剤は、濃度が 120mg ／ 5mL というシロップ剤です。
このとき、何 mL を処方すれば良いでしょうか。

問題2．患者さんにある薬剤を 300 μg 投与する必要があります。
この薬剤は、1mg が 1mL のアンプル剤です。
患者さんに注射すべき薬液の量は何 mL でしょうか。

+Topic

Teacher's Guide
（パート A：指導者向け指針）

指導者向けのカリキュラムガイド解説

「WHO 患者安全カリキュラムガイド　多職種版」（以下、WHO カリキュラムガイド）は、パート A（指導者向け指針）、パート B（カリキュラム指針の Topic）から構成されています。

パート A は、指導者向けの解説です。患者安全教育を担当する指導者に対して、なぜ WHO カリキュラムガイドが作られる必要があったのか、どんなコンセプトでどのように作られたのか、どのように使って教えたら良いのか、などを順々に説明しており、下記のように 12 章あります。

パート A：指導者向け教育指針

1. 背景
2. WHO カリキュラムガイドにおける Topic の選定方法
3. WHO カリキュラムガイドの狙い
4. WHO カリキュラムガイドの構成
5. WHO カリキュラムガイドの実践
6. 患者安全学習のカリキュラムへの組み込み方
7. 患者安全の教育と学習に不可欠な教育原理
8. 患者安全の理解につながる教育的活動
9. 患者安全の評価方法
10. 患者安全カリキュラムの評価方法
11. インターネットを利用したツールと資源
12. 患者安全教育への国際的取り組みを醸成するには

WHO は当初、WHO カリキュラムガイドを医学生のために作りましたが、「未来の医療従事者の全員に必要である」という考えのもと、すべての医療系学生の卒前教育用の教科書として作り直しました。

WHO カリキュラムガイドで繰り返し述べられているように、これからの学生はこの新しい患者安全を学んで現場に出てくるので、学生を指導する人々は、学生よりも先に WHO カリキュラムガイドの内容を理解しておかなければなりません。実際にカリキュラムを編成する教育専門職の方は、WHO カリキュラムガイドのパート A の本文に直接当たっていただきたいと思います。本書では、忙しい臨床現場で、学生や新人を指導する立場にある人に向け、WHO カリキュラムガイドのパート A のエッセンスを概説させていただきます。

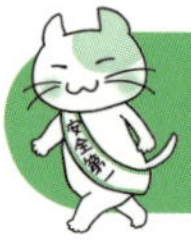

WHOカリキュラムガイド開発の経緯とTopic選定

医療技術は日々急速な進歩を遂げています。しかし医療システムのあり方が医療の質と安全に影響を与えること、コミュニケーションの不備が患者有害事象につながることが、世界中で共有されるようになったのは割合最近なのです。患者安全教育の必要性は認識されても、開始するのが遅れた原因として、教育する側の問題がいくつか挙げられています。患者安全のための技能（skill）が教育可能であるという認識がなかった、質改善手法など医療以外の分野で生まれた新しい知識の受け入れに抵抗があった、教育方法が師弟関係に基づいた専門的知識の一方的伝達であった、などです。この新しい学問領域の概念や原理について、教員を支援するために、WHO カリキュラムガイドのパート A は作成されました。

WHO カリキュラムガイドパート B では、本書の Topic 1 ～ 11 で紹介した通り、11 項目の Topic が用意されています。もとになったのはオーストラリア患者安全教育構想です。安全な医療を実施するためにすべての医療従事者に必要な知識、技能、行動・態度が、広範な協議と検証を経て、2005 年に公表されました。さらにWHOがすべての国々で応用が可能になるように検討を加え、11項目に整理したのです。そのなかで、医療従事者が担う責任の程度に合わせ、身に付けるべき知識、技能、行動･態度の振り分けがなされました。

レベル1（基礎レベル）は、あらゆる医療従事者（医療専門職以外も含む）、レベル2は、現場で監督者のもと直接患者さんに医療行為を行う医療従事者、レベル3は、臨床上の重責を担い業務指導を行う医療従事者、レベル4（組織レベル）は、組織全体に責任をもつ管理者、と分けられ、それぞれについての要求水準が体系化されました。つまり、こうした能力や行動特性は、知識や技能として学習することができ、段階的に獲得可能であるという考え方が共有化されたのです。

WHO患者安全カリキュラムガイドの狙いと活用方法

患者安全の原則と概念は、国の豊かさや医療が行われる場所などに関わらず、一様に適用されるべきです。この新しい学問を教えるためには、改めて教育者の能力開発を行わなければならず、カリキュラムもあらゆる国の文化や環境に対応し、さらに学生個々のニーズを満たすことが必要です。そこで、WHOカリキュラムガイドの狙いは下記のようにまとめられました。

WHO 患者安全カリキュラムガイドの狙い

- 医療系学生が安全な職場実習を行える準備を整える
- 医療の教育機関に、患者安全に関する主要知識を提供する
- 患者安全をすべての医療専門職育成カリキュラムで扱うべきテーマとする
- 患者安全教育の実施と統合のため、包括的なカリキュラムを提供する

- ・医療分野の教育者が、患者安全を教える能力をさらに開発する
- ・患者安全教育のための学習環境を整備する
- ・世界中のすべての医療専門職育成カリキュラムに患者安全教育を導入する
- ・患者安全の教育についての国際的な認知度を高める
- ・教育機関における患者安全教育の研究について、国際協力を推進する

ただし、安全教育の必要性が理解されても、カリキュラムにどのように反映させるかが問題になります。WHO も現場の指導者が総じて不足していることを認めています。カリキュラムとしては新しい領域なので、現場の医療従事者をどのように巻き込んでいくかが最初の課題となります。教育の適任者を探すために、教員全体の調査をしたり、グループワークや面談で安全に対する考え方をみたり、平等な立場で発言できる円卓会議を開いたりする必要があります。WHO カリキュラムガイドには、わざわざ「志を同じくする仲間を見つける方法」というノウハウまで記されています。

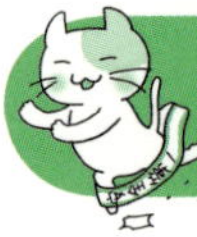

各 Topic 内容をカリキュラムに組み込む

患者安全は、新しい分野で、ヒューマンファクターズやシステム思考など、今までの学生が学ばなかった多くの分野が含まれています。また実際の臨床現場の業務と直結しているので、従来の科目の多くと関連しています。誰が何を教えたら良いのか、既存のカリキュラムのどこに組み込んだら良いのかなど、多くのことを検討しなければなりません。

カリキュラムの形式が、従来型（基礎系＋臨床系科目）の場合は、安全教育は課程の後半に導入するほうが良いでしょう。ただしヒューマンファクターズなどは基礎系のなかで教育することもできます。統合型のカリキュラムである

場合には、全部の課程で患者安全に関する技能を学ばせることができます。また組み込み方ですが、Topic ごとに入れることもできますし、Topic 内容をばらばらにして入れることもできます。まずは、なじみのある従来型授業のなかに、患者安全を組み込んでみると良いでしょう。

従来型カリキュラムと患者安全項目の関連づけの例[1)]

分野	患者安全の応用
倫理学	予想していない処置が行われる理由を患者さんが理解できないとき、それを患者さんにはっきり言ってもらうためには、どうすれば良いか
産科学	取り違えを予防するために、新生児の同定はどう行えば良いか
外科学	正しい血液型の輸血を実施するために、確認プロセスはどう行えば良いか

患者安全Topicを従来型カリキュラムの科目に組み込む例[2)]

患者安全の Topic	Topic を組み込むことができる科目
感染の予防と管理をしてリスクを最小限にする	微生物学／感染症／臨床実習
投薬の安全性を改善する	薬理学／治療学（内科学）
有能なチームの一員であること	オリエンテーション／救急訓練
患者安全とは	倫理学／臨床技能の訓練

最近数十年間で、医学教育においては、多肢選択式問題（Multiple choice question：MCQ）、客観的臨床能力試験（Objective structured clinical examination：OSCE）、問題基盤型学習（Problem-based learn-ing：PBL）などの評価や教育手法が開発され、実際に行われています。特に、PBL とは「助

言者（チューター）とともに、少数の学習者が問題解決のために、討論の反復を通して学ぶ形式の学習」のことですが、患者安全教育は PBL と親和性が高いのです。

インシデント事例をはじめとして、患者安全をおびやかした要素や、医療システムの現実を反映するような要素を盛り込めば、学生はシステムに潜む危険について認識し、患者安全に関する問題について考えることになるでしょう。たとえば手術後の肺塞栓症の PBL を考えた場合、最初は経口抗凝固剤の服薬管理方法と中止の基準について、討論を開始することになります。あるいは若手の医療従事者が先輩スタッフに対してはっきりと問題を指摘（スピークアップ）し、その後輩の指摘が進んで受け入れられたことで、患者安全が確保されたというような内容も良いでしょう。PBL において患者安全は、事例の主なテーマとすることも、テーマの一部とすることも可能です。

指導者の役割と教授方法

患者安全教育は実践的でなければいけません。学習内容が実際の現場で役に立つようにするために、教育者は何をしなければならないのでしょうか。教え方は教育者主導のものから学生中心のものまでさまざまです。どのスタイルにせよ一長一短があり、また教育者も学生もそれぞれに好みがあります。教え方については、教育効果を高める方法の開発が進んでいます。ただ知識を伝えるのではなく、双方向的な講義にするとか、具体例を出して討論するなど、多くのノウハウが蓄積されてきています。詳しくは WHO カリキュラムガイドのパート A 本文をご参照ください。

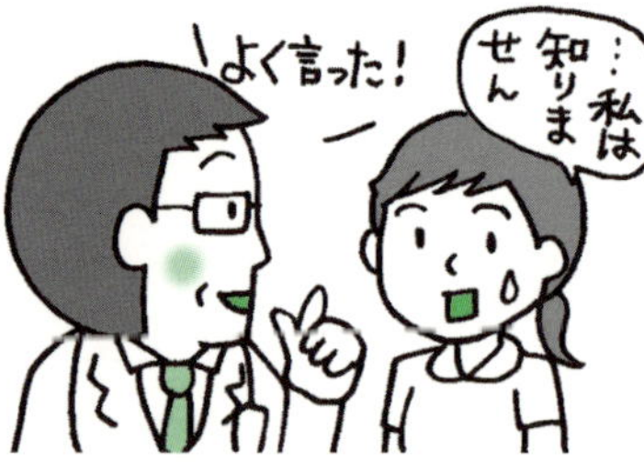

支援的な学習環境では、つまらないことでも気にせず質問できること、知らないことを自発的に申し出ること、理解できたこ

とを率直に共有できること、などの条件が満たされています。特に医療従事者を教育するに当たって、最も重要なのは、「私は知りません」と正直に言えることです。つまりこの言葉がいつでも素直に言えることが大事なのです。

教育者には、情報提供者、ロールモデル、ファシリテーター（進行役）、評価者、計画立案者、学習資源の作成者などの役割があります。特に現場のロールモデルとして、以下のような具体例が挙げられており、良い手本とならなければなりません。

教育者に求められる役割

- 患者さんや家族と双方向的に接する
- 患者さんや家族の要望を尊重する
- 患者さんと家族にリスクを知らせる
- 治療計画を決める際にリスク・ベネフィット比*を考慮する
- 患者さんや家族の質問に答え、質問を促す
- 次の患者さんに触れる前に手を洗う
- チームアプローチを採用する
- 同僚からの助言を喜んで受け入れる
- 職場で決められた手順を遵守する
- 不確かさを認識する
- 自身と他者のエラーを認識し、そこから教訓を得る
- システムの問題点として問題解決を行う
- 自身と同僚に気を配る

＊危険性と利益を客観的に比較すること

また、医療系の学生や新人は新しい知識習得のために毎日努力しています。患者安全を習得するには単に「がんばる」だけではうまくいかず、いかに「能動学習」の機会を与えられるかが鍵となります。そのポイントは「手本を示せるならば口では説明せず、学習者自身でできるならば手本は示さない」ことにあります。学習者の興味を引く情報や印象的な教材を使用すること、学習者を

ほめること、テーマを多くのTopicと結び付けること、予備試験で先行知識を活性化させること、ときには難度の高いことに取り組ませること、身に付けてほしい態度を教育者自ら示すこと、などにより教育効果が高まります。

講義をする場合には、狙いとして全体のテーマを示し、終了時の達成目標を示すことが基本です。また、長時間だと学習者の集中力が低下していくため、講義は45分程度にして、あまり内容を詰め込みすぎないことが重要です。教育の機会と方法はさまざまです。臨床実習中の学習、他者とともに学ぶ小グループ活動、事例検討、自主学習、ロールプレイ、シミュレーションなど、数多くあります。それぞれの長所短所については、WHOカリキュラムガイドのパートA本文をご覧ください。なかでも患者付添実習は、医療サービスを利用する患者さんに同行するものですが、患者さんが受ける診察、検査、手技、会計に至るまですべてに同行するので、医療システムの概要を実際に体験することができます。

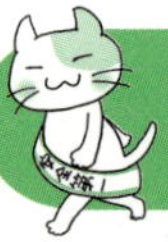

患者安全の理解度の評価（assessment）とカリキュラム評価（evaluation）

まぎらわしいのが2つの「評価」という言葉です。医療分野においてアセスメントとカタカナ表記をして特別な意味合いをもたせている場合もありますが、英語の原義で言うと、assessmentとは、対象の客観的な結果の判断で、evaluationは、さらに価値（value）も合わせて考えた判断です。たとえば患者安全の理解度は、学生の試験成績の結果で評価（assessment）します。カリキュラム内容を、どのように教えるべきかという価値判断を加えて評価（evaluation）するためには、学習者・指導者・患者さんをはじめとした多くの関係者が加わることになります。

1）患者安全の理解度の評価（assessment）

患者安全の理解度の評価（assessment）には、知識の習熟度を判断したり、学習者に順位を付けたりする目的があります。しかし特に重要な目的は、学習者にフィードバックを与えることと、学習者の学習に対する意欲を高めることにあります。この評価方法の精度を高めるためには、1）妥当性（評価方法は妥当か）、2）信頼性（評価結果に一貫性があるか）、3）実用性（評価に要する時間と資源はどのくらいか）、4）学習への寄与（学習者の観点からみて有効か）という4つの要素を考えなければなりません。その上で、WHOカリキュラムの狙いを達成するため、以下のような評価原理が提示されています。

患者安全の理解度の評価原理

- 学習の方向性を、安全な医療を実践できるという卒業時点での学習アウトカムに合わせる
- 形成的評価（指導の途中の成果を把握しその後の学習を促す評価）を強く含み、改善する機会を定期的に設け、コースを通じてカウンセリングを行う
- 専門分野ごとの評価でなく、たとえば臨床能力の評価と一体になっている
- コースの各段階における臨床能力や専門職としての態度の評価が組み込まれている
- コースの各段階における基礎科学（公衆衛生学など）の試験に組み込まれている
- 段階的に進み、先の課程で扱った内容が必ず以降の試験の出題範囲に含められる
- 医療の質の保証基準を満たせるように作成されている
- 作成過程に学習者と医療スタッフを参加させることで公平さを保証する
- 学習者の意欲を高め、学習者が安全な実務を身に付ける上で必要な方向性を示す
- 実行可能で教員にも学習者にも受け入れられる

また、最適な評価形式のための基本的概念がいくつかあり、もっとも有名なものの1つに「Millerの三角形」があります（図23）。受動的な学びから能動的な学びまで、学生の実績レベルが次の4段階から構成されています。

1．ただ単に知っている（knows）
2．やり方を知っている（knows how）
3．やってみせることができる（shows how）
4．実践できる（does）

たとえば、知識（単に知っている）は、多肢選択式問題（MCQ）により評価できます。また臨床の具体的能力は、客観的臨床能力試験（OSCE）により、医療面接・身体診察・取得情報からの問題点の同定・必要な検査の選択と実施・検査結果の解釈・適切な治療計画の立案などの各段階で評価することができます。WHOカリキュラムガイドのパートA本文には、さまざまな筆記試験と実技試験のあらましが説明されています。

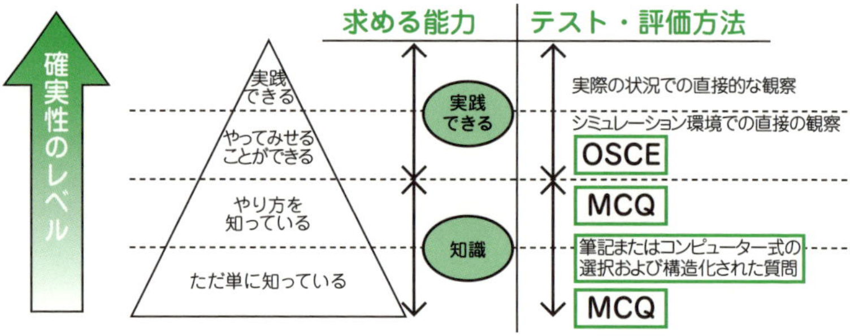

Miller GE. The assessment of clinical skills/competence/performance. Academic Medicine (Supplement). 1990. 65. S63-S67. を参考に作成

図23　Millerの三角形

2）カリキュラムの評価（evaluation）

WHOのカリキュラムそのものも評価（evaluation）して、より良いものとしていかなければなりません。第一段階として、評価計画の作成があり、評価する対象は何か、カリキュラム評価の利害関係者は誰か、カリキュラム評価の目的は何か、最適なカリキュラム評価の方式とはどのようなものかを特定します。第二段階として、情報の収集と分析があり、学習者・指導者・患者さんなどからの情報の収集を行いますが、教育者自身の振り返り、アンケート調査、フォーカスグループ、個別の面接などの手段があります。第三段階は、評価結果を公表して行動を起こすことです。絵に描いた餅にならないように、評価結果が利害関係者全員に、間違いなくフィードバックされなければなりません。評価結果や推奨された提言について、効果的な意見交換ができれば、患者安全教育のカリキュラムのデザインが大きく改善されることになります。

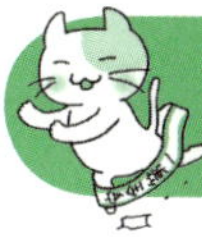

学習資源の活用と患者安全教育の国際的取り組み

WHO カリキュラムガイドのパート A の最後には、インターネットを活用した学習資源の活用法が述べられています。いずれも英語ですが、多くの学習サイトが紹介されています。

また、患者安全はあらゆる国に影響を及ぼすことから、患者安全教育の国際的取り組みについても言及されています。その背景としては、医療もグローバル化の影響を受け、多くの医療職が国境を越えて活動することになったことがあります。WHO では世界的に医療従事者が不足していることを把握していますが、特に発展途上国においては、医療従事者の「頭脳流出」がより深刻です。医療専門職の育成に多大な投資を行った発展途上国が、その国の財産とも言える若い医療従事者をより経済先進国に奪われているというエビデンスが存在するのです。答えの出ない問題であるにせよ、人の命は世界中どこでも平等であることを前提に、私たち自身も医療のあるべき姿を考えたいものです。

【参考文献】

1) WHO 患者安全カリキュラムガイド 多職種版．大滝純司．相馬孝博監．東京医科大学医学教育学・医療安全管理学．2012．41.
2) WHO 患者安全カリキュラムガイド 多職種版．大滝純司．相馬孝博監．東京医科大学医学教育学・医療安全管理学．2012．43.

[p.124 計算問題の答え]1. 7.5mL　2. 0.3mL

●監修

日本医療マネジメント学会

宮﨑久義　日本医療マネジメント学会 理事長
坂本すが　日本医療マネジメント学会 医療安全委員会 委員長

監修協力：医療安全委員（五十音順）
公文啓二　近畿大学医学部奈良病院 救命救急科 教授、
　　　　　救命救急センター長
佐柳　進　国立病院機構関門医療センター 院長
西﨑良知　国立病院機構岡山医療センター 名誉院長
羽金和彦　国立病院機構栃木医療センター 統括診療部長
松島照彦　実践女子大学 生活科学部食生活科学科
　　　　　臨床栄養学研究室 教授
武藤正樹　国際医療福祉大学大学院 教授
吉田　正　地方独立行政法人筑後市立病院 理事長・院長

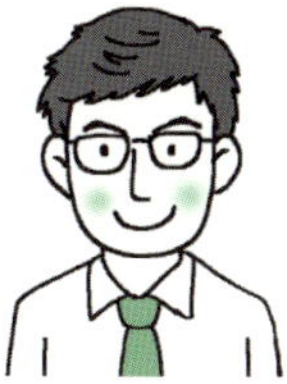

●著者紹介

相馬孝博（そうま　たかひろ）

公益財団法人 日本心臓血圧研究振興会附属 榊原記念病院 副院長

略歴

1982	新潟大学医学部卒業
1982－1995	新潟大学第二外科（心臓血管呼吸器外科）／関連病院職員
1995－2001	新潟県厚生連長岡中央病院 呼吸器／血管外科部長
2001－2004	国立保健医療科学院政策科学部 安全科学室長
2005－2009	名古屋大学医学部附属病院 医療の質・安全管理部 准教授
2009－2012	東京医科大学医療安全管理学講座 主任教授
2012－現在	公益財団法人 日本心臓血圧研究振興会附属 榊原記念病院 副院長

資格：日本呼吸器外科学会 終身指導医
　　　インフェクション・コントロール・ドクター（ICD）
所属学会：日本医療マネジメント学会、医療の質・安全学会、日本医療・病院管理学会、
　　　　　日本環境感染学会、日本外科学会、日本胸部外科学会、日本呼吸器外科学会
学会評議員：日本呼吸器外科学会、日本医療・病院管理学会、医療の質・安全学会など
社会活動：日本医療安全調査機構、東京都総合調整医

医療安全BOOKS 2
ねころんで読める
WHO患者安全カリキュラムガイド
—医療安全学習にそのまま使える
これだけは知っておきたい

2013年7月5日発行 第1版第1刷

監　修 日本医療マネジメント学会
著　者 相馬 孝博
発行者 長谷川 素美
発行所 株式会社メディカ出版
〒532-8588
大阪市淀川区宮原3－4－30
ニッセイ新大阪ビル16F
http://www.medica.co.jp/
編集担当 粟本安津子／利根川智恵
編集協力 髙橋美紀
装　幀 株式会社創基・市川竜
本文イラスト 藤井昌子
印刷・製本 株式会社 アレックス

ISBN978-4-8404-4524-5 Printed and bound in Japan

当社出版物に関する各種お問い合わせ先（受付時間：平日9：00〜17：00）
●編集内容については、編集局 06-6398-5048
●ご注文・不良品（乱丁・落丁）については、お客様センター 0120-276-591
●付属のCD-ROM、DVD、ダウンロードの動作不具合などについては、デジタル助っ人サービス 0120-276-592